心内科疾病诊疗与重症监护

XINNEIKE

JIBING ZHENLIAO YU ZHONGZHENG JIANHU

主编 李 新 王红娟 虞 君 魏淑珍

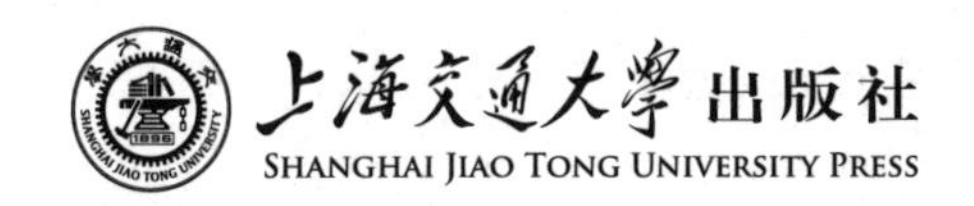

内容提要

本书首先介绍了心血管系统的结构、心血管疾病常见症状与体征及心血管疾病常用监护技术；然后对心律失常、心力衰竭、心肌疾病、心脏瓣膜病、高血压进行了详细讲解。本书内容既丰富新颖，又不长篇累牍，同时还融入了现代医学的新观点、新技术、新方法，体现了实用性、先进性与科学性，对各级医疗机构心血管专业医务人员均有一定的参考价值。

图书在版编目（CIP）数据

心内科疾病诊疗与重症监护 / 李新等主编. --上海 ：上海交通大学出版社，2023.12

ISBN 978-7-313-29351-0

Ⅰ. ①心… Ⅱ. ①李… Ⅲ. ①心脏血管疾病－诊疗②心脏血管疾病－险症－护理 Ⅳ. ①R54②R473.54

中国国家版本馆CIP数据核字（2023）第166095号

心内科疾病诊疗与重症监护

XINNEIKE JIBING ZHENLIAO YU ZHONGZHENG JIANHU

主　　编：李　新　王红娟　虞　君　魏淑珍

出版发行：上海交通大学出版社

地　　址：上海市番禺路951号

邮政编码：200030

电　　话：021-64071208

印　　制：广东虎彩云印刷有限公司

经　　销：全国新华书店

开　　本：710mm × 1000mm　1/16

印　　张：11.5

字　　数：200千字

插　　页：2

版　　次：2023年12月第1版

印　　次：2023年12月第1次印刷

书　　号：ISBN 978-7-313-29351-0

定　　价：198.00元

编委会

主　编

李　新　王红娟　虞　君　魏淑珍

副主编

魏　淼　孟　科　骆小梅　刘　静

编　委（按姓氏笔画排序）

王　莉（山东中医药大学第二附属医院）

王红娟（山东省济宁市第二人民医院）

王雪玉（山东中医药大学第二附属医院）

刘　静（新疆医科大学第一附属医院）

孙琳琳（广东省湛江市第二中医医院）

李　新（山东省泰安市立医院）

杨晓龙（山东省枣庄市峄城区人民医院）

孟　科（山东省济宁市金乡县宏大医院）

赵　芊（山东中医药大学第二附属医院）

骆小梅（新疆医科大学第五附属医院）

高淑娟（山东中医药大学第二附属医院）

虞　君（山东省聊城市中医医院）

魏　淼（山东省阳谷县人民医院）

魏淑珍（山东省聊城市人民医院）

前　言

生命科学研究的不断深入使医学发生了革命性的变化。新药物、新技术、新设备不断涌现，使心血管疾病在防控与诊断方面取得了长足的进步。但由于社会环境、自然环境和不健康的生活方式等因素，心血管疾病依然是人类的头号杀手。因此，提高心血管专业临床医师的诊疗技术与防治水平、降低心血管疾病的发生率和病死率，仍是医学界尤其是心血管专业医务人员的当务之急。为了在广大临床医师中普及和更新心血管内科学的知识，帮助广大临床医师在工作中更好地认识和了解心血管疾病，提高心血管疾病的诊断率与治愈率，我们组织长年工作于临床一线及从国外深造学习、访问归来的专家，精心编写了这本《心内科疾病诊疗与重症监护》。

当下，心血管领域的有关专著与文献卷帙繁多，浩如烟海。就一个人的精力与时间而言，难以在短时间内博览群书、通晓全貌。为此，我们试图将心血管临床近年来广为应用的核心技术做一扼要、系统的介绍，目的在于帮助与引导广大临床医师牢固地掌握心血管疾病诊疗的基础知识、基本技术及其诊疗要点，同时还能通晓该领域的重要进展及发展前景，希望能达到“一册在手，通览全局”的效果。

本书首先介绍了心血管系统的结构、心血管疾病常见症状与体征及心血管疾病常用监护技术，让读者对心血管疾病的诊治有初步的了解；然后对心律失常、心力衰竭、心肌疾病、心脏瓣膜病、高血压进行了详细讲解，并重点论述了疾病病因、临床表现、实验室检查、诊断方法、鉴别诊断、治疗等内容。本书所讲解的疾病种类丰富，可以满足更广泛读者的查阅需求；所述的理念及观点反映了近年来国内外学者的共识，具有很强的时代性；在疾病的诊治方面，汇集了当前国内各大医院普遍采用的方法及手段，充分体现了内容的实用性。本书内容既丰富新颖，又不长篇累牍，同时还融入了现代医学的新观点、新技术、新方法，体现了实用性、先进性与科学性。本书条理清楚、简明扼要、由浅入深，对各级医疗机构心血管专业医务人员均有很好的参考价值。

本书是为临床医师更好地参与临床实践而编写的，专业性较强，尽管编者们已竭尽全力，但由于编写水平有限，书中可能存在不足、疏漏之处，恳请广大读者不吝赐教，对此我们将不胜感激。

《心内科疾病诊疗与重症监护》编委会

2023年2月

目 录

第一章　心血管系统的结构

第一节　心血管系统的组成

一、心血管系统的解剖结构

心血管系统由心、动脉、静脉和连于动、静脉之间的毛细血管组成。

（一）心

心主要由心肌组成，是连接动、静脉的枢纽及心血管系统的“动力泵”。心腔被房间隔和室间隔分为互不相通的左、右两半，每半又经房室口分为心房和心室，故心有4个腔室：左心房、左心室，右心房和右心室。同侧的心房和心室之间借房室口相通。心房接受静脉，以引流血液回心；心室发出动脉，以输送血液出心。左、右房室口和动脉口处均有瓣膜，它们颇似泵的阀门，可顺血流而开放，逆血流而关闭，以保证血液定向流动。

（二）动脉

动脉是运送血液离心的血管。动脉由心室发出，在行程中不断分支，越分越细，最后移行为毛细血管。动脉内血液压力高，流速较快，因而动脉管壁较厚，富有弹性和收缩性等特点。在活体的某些部位还可扪到动脉随心跳而搏动。

（三）静脉

静脉是引导血液回心的血管。小静脉由毛细血管静脉端汇合而成，在向心回流过程中不断接受属支，越合越粗，最后注入心房。与相应动脉比，静脉管壁薄，管腔大，弹性小，容血量较大。

(四)毛细血管

毛细血管是连接动、静脉的管道,彼此吻合成网。除软骨、角膜、晶状体、毛发、牙釉质和被覆上皮外,遍布全身各处。血液由其动脉端经毛细血管网流至静脉端。毛细血管数量多,管壁薄,通透性大,管内血流缓慢,是血液与组织液进行物质交换的场所。

二、血管壁的一般构造

血管的各级管道,其基本组织成分为内皮、肌组织、结缔组织,并具有共同的排列模式,即组织呈层状同心圆排列。

(一)动、静脉管壁的组织学结构

由于各段血管的功能不同,其管壁的微细结构也有所差异。除毛细血管外,动脉、静脉管壁有着共同的结构特点,从管腔面向外依次分为内膜、中膜和外膜(图 1-1)。

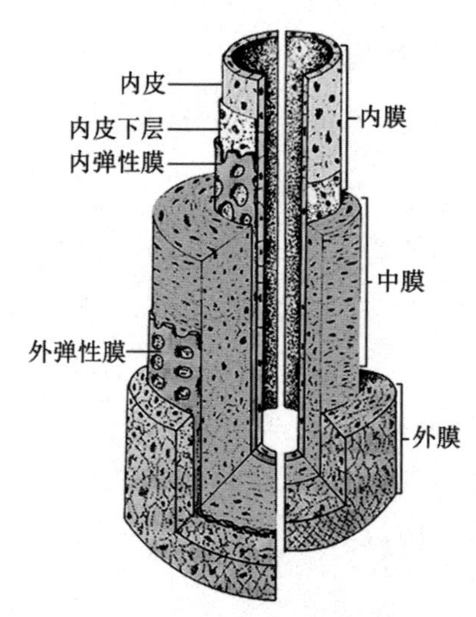

图 1-1　动、静脉管壁结构模式图

1.内膜

内膜为血管壁的最内层,是 3 层中最薄的一层,由内皮、内皮下层和内弹性膜组成。

(1)内皮:是衬贴于血管腔面的一层单层扁平上皮。内皮细胞很薄,含核的部分略厚,细胞基底面附着在基膜上。内皮细胞长轴与血流方向一致,表面光滑,利于血液的流动。电镜观察内皮细胞具有下列结构特征。

1)胞质突起:为内皮细胞游离面胞质向管腔伸出的突起,大小不等,形态多样,呈微绒毛状、片状、瓣状、细指状或圆柱状等,它们扩大了细胞的表面积,有助于内皮细胞的吸收作用及物质转运作用。此外,突起还能对血液的流体力学产生影响。

2)质膜小泡:质膜小泡又称吞饮小泡,是由细胞游离面或基底面的细胞膜内凹,然后与细胞膜脱离形成。质膜小泡可以互相连通,形成穿过内皮的暂时性孔道,称为穿内皮性管。质膜小泡以胞吐的方式,完成血管内、外物质运输的作用;质膜小泡还可能作为膜储备,备用于血管的扩张或延长、窗孔、穿内皮性管、内皮细胞微绒毛的形成等。

3)Weibel-Palad 小体(W-P 小体):又称细管小体,是内皮细胞特有的细胞器,呈杆状,外包单位膜,长约 3 μm,直径为 0.1～0.3 μm,内有许多直径约为 15 nm的平行细管。其功能可能是参与凝血因子Ⅷ相关抗原的合成和储存。

4)其他:相邻内皮细胞间有紧密连接和缝隙连接,胞质内有发达的高尔基复合体、粗面内质网、滑面内质网等细胞器。还可见微丝,其收缩可改变间隙的宽度和细胞连接紧密程度,影响和调节血管的通透性。

内皮细胞有复杂的酶系统,能合成与分泌多种生物活性物质,如血管紧张素Ⅰ转换酶、血管内皮生长因子(VEGF)、前列环素(PGI_2)、内皮素(ET)等,在维持正常的心血管功能方面起重要作用。

(2)内皮下层:内皮下层是位于内皮和内弹性膜之间的薄层结缔组织,含有少量的胶原纤维和弹性纤维,有时有少许纵行平滑肌。

(3)内弹性膜:内弹性膜由弹性蛋白组成,膜上有许多小孔。在血管横切面上,由于血管壁收缩,内弹性膜常呈波浪状。通常以内弹性膜作为动脉内膜与中膜的分界。

2.中膜

中膜位于内膜和外膜之间,其厚度及组成成分因血管种类不同而有很大差别。大动脉中膜以弹性膜为主,其间有少许平滑肌;中、小动脉以及静脉的中膜主要由平滑肌组成,肌间有弹性纤维和胶原纤维。

血管平滑肌细而有分支,肌纤维间有中间连接和缝隙连接。平滑肌细胞可与内皮细胞形成肌-内皮连接,平滑肌通过该连接,与血液或内皮细胞进行化学信息交流。血管平滑肌可产生胶原纤维、弹性纤维和无定形基质。胶原纤维起维持张力的作用,具有支持功能;弹性纤维具有使扩张的血管回缩的作用;基质中含蛋白多糖,其成分和含水量因血管种类不同而略有不同。

3.外膜

外膜由疏松结缔组织组成,结缔组织细胞以成纤维细胞为主,当血管损伤时,成纤维细胞具有修复外膜的能力。纤维主要为螺旋状或纵向走行的胶原纤维和弹性纤维,并有小血管和神经分布。有的动脉在中膜和外膜交界处还有外弹性膜,也由弹性蛋白组成,但较内弹性膜薄。

(二)血管壁的营养血管和神经

管径1 mm以上的动脉和静脉管壁中,都有小血管分布,称为营养血管。其进入外膜后分支形成毛细血管,分布到外膜和中膜。内膜一般无血管,营养由管腔内的血液直接渗透供给。

血管壁上有神经分布,主要分布于中膜与外膜的交界部位。一般而言,动脉神经分布密度较静脉高,以中、小动脉最为丰富。它们能够调节血管的收缩和舒张。毛细血管是否存在神经分布尚有争议。

三、血液循环

在神经体液调节下,血液在心血管系统中循环不息。

体循环又称大循环。血液由左心室搏出,经主动脉及其分支到达全身毛细血管,血液通过毛细血管壁与周围的组织、细胞进行物质和气体交换,再通过各级静脉回流,最后经上、下腔静脉及心冠状窦回至右心房。体循环的路径:左心室→主动脉→各级动脉→毛细血管→各级静脉→上、下腔静脉→右心房(图1-2)。

肺循环又称小循环。血液由右心室搏出,经肺动脉干及其各级分支到达肺泡毛细血管进行气体交换,再经肺静脉回至左心房。肺循环路径:右心室→肺动脉→各级肺动脉→肺内毛细血管→各级肺静脉→肺静脉→左心房。

体循环和肺循环同时进行,体循环的路程长,流经范围广,以动脉血滋养全身各部器官,并将全身各部的代谢产物和二氧化碳运回心。肺循环路程较短,只通过肺,主要使静脉血转变成含氧饱和的动脉血。

两个循环途径通过左、右房室口互相衔接。因此两个循环虽路径不同,功能各异,但都是人体整个血液循环的一个组成部分。血液循环路径中任何一部分发生病变,如心瓣膜病、房室间隔缺损、肺疾病等都会影响血液循环的正常进行。

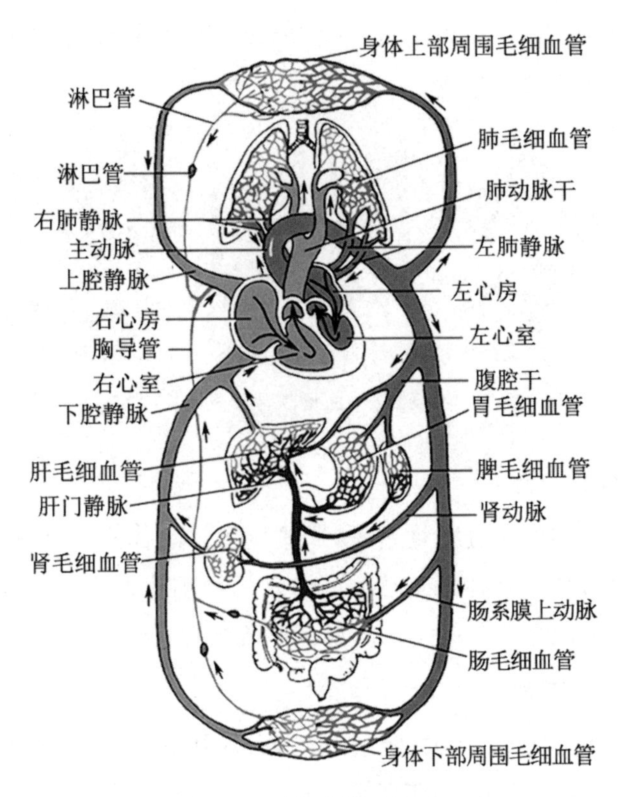

图 1-2　血液循环示意图

第二节　血管吻合及侧支循环

一、血管吻合

人体的血管除经动脉-毛细血管-静脉相通连外，在动脉与动脉、静脉与静脉、动脉与静脉之间，也可凭借血管支（吻合管或交通支）彼此连接，形成血管吻合（图 1-3）。

（一）动脉-动脉吻合

在许多部位或器官的两动脉干之间借交通支相连所形成的吻合（如脑底动脉之间）。此类吻合多在经常活动或易受压部位，其邻近的多条动脉分支互相吻合成动脉网（如关节网），在经常改变形态的器官，两动脉末端或其分支可直接吻合形成动脉弓(如掌浅弓、掌深弓等)。这些吻合都有缩短循环时间和调节血流量的作用。

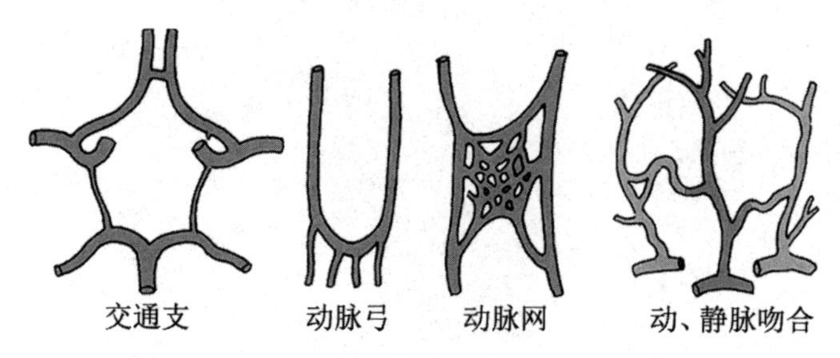

图 1-3 血管吻合形成

(二)静脉-静脉吻合

静脉与静脉之间的吻合数量更大,形式更多。除具有和动脉相似的吻合形式外,在某些部位,特别是容积变动大的器官的周围或器官壁内常形成静脉丛,以保证在器官扩大或腔壁受到挤压时局部血流依然畅通。

(三)动脉-静脉吻合

在体内的许多部位,如指尖、趾端、唇、鼻、外耳皮肤、生殖器勃起组织等处,小动脉和小静脉之间可借吻合支直接相连,形成小动静脉吻合。这种吻合具有缩短循环途径,调节局部血流量和体温的作用。

二、侧支循环

较大的动脉主干在行程中常发出侧支,也称侧副管,它与主干血管平行,可与同一主干远侧所发的返支或另一主干的侧支相连而形成侧支吻合。正常状态下,侧支管径比较细小,但当主干阻塞时,侧支血管逐渐增粗,血流可经扩大的侧支吻合到达阻塞以下的血管主干,使血管受阻区的血液循环得到不同程度的代偿性恢复。这种通过侧支吻合重建的循环称为侧支循环或侧副循环。侧支循环的建立体现了血管的适应能力和可塑性,对于保证器官在病理状态下的血液供应具有重要意义(图 1-4)。

体内少数器官内的相邻动脉之间无吻合,这种动脉称终动脉。终动脉的阻塞易导致其供血区的组织缺血甚至坏死。视网膜中央动脉被认为是典型的终动脉。如果某一动脉与邻近动脉虽有吻合,但当此动脉阻塞后,邻近动脉不足以代偿其血液供应,这种动脉称功能性终动脉,如脑、肾和脾内的一些动脉分支。

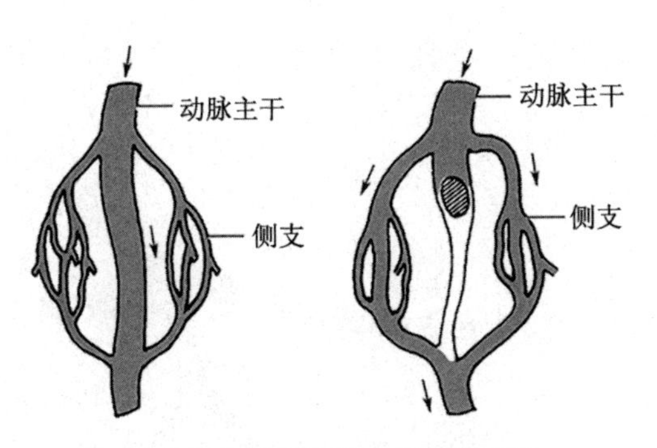

图 1-4 侧支吻合和侧支循环示意图

第三节 血管的配布规律及其变异和异常

人体每一个大的区域都有一条动脉主干,如头颈部的颈总动脉等。动脉、静脉和神经多相互伴行,并被结缔组织鞘包绕,组成血管神经束。一般动脉的位置与静脉相比通常要更深一些,但也有几支表浅动脉,如颞浅动脉等。静脉按其功能又称为容量性血管。静脉具有分布范围广,属支多,容血量大,血压低等特点。静脉依据位置的深浅可分为浅静脉和深静脉。浅静脉位于皮下的浅筋膜内,不与动脉伴行,最后注入深静脉。临床上常经浅静脉注射、输液、输血、取血和插入导管等。深静脉位于深筋膜的深面或体腔内。大部分深静脉与同名动脉伴行,常为 2 条,如四肢远侧端的深静脉等。

胚胎时期,血管是在毛细血管网的基础上发展起来的。在发育过程中,由于功能需要和血流动力因素的影响,有些血管扩大形成主干或分支,有些退化或消失,有的则以吻合管的形式存留下来。由于某种因素的影响,血管的起始或汇入、管径、数目和行程等常有不同变化。因此,血管的形态、数值,并非所有人一致,有时可出现血管的变异或畸形。

变异血管与正常血管的形态学改变不明显,一般不影响生理功能,这包括血管的来源、分支、数量、行程、管径及形状等。有的血管变异比较简单,如颈内动脉的迂曲;有的相对较复杂,如整条血管的缺如等。血管的异常或畸形则可能造成一定的功能障碍或存在一定的临床风险。而最常见的血管走行变异几乎具有无限的可能性,从微细的变化到巨大的改变,但对于某个血管而言，如髂内动脉的分支闭孔动脉（图 1-5），其大多数的走行变异情况多局限于 2～3 种。

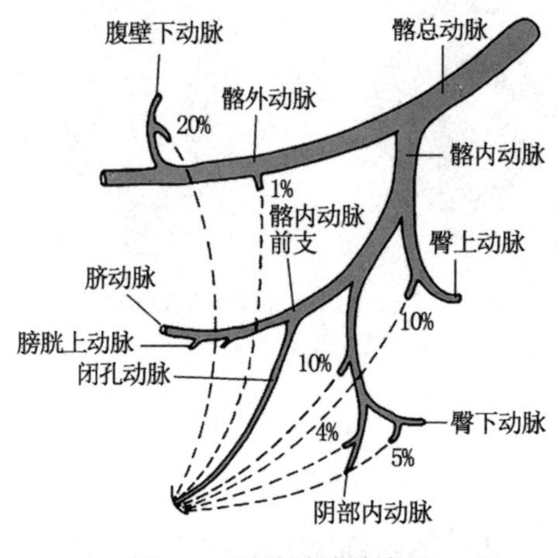

图 1-5　闭孔动脉的变异

第二章 心血管疾病常见症状与体征

第一节 心 悸

心悸是患者自觉心慌、心跳的一种症状。当心率加快时多伴有心前区不适感,心率缓慢时则感搏动有力。心悸时心率可快、可慢,也可有心律失常、心搏增强,部分患者心率和心律亦可正常。

一、发生机制

心悸发生机制尚未完全清楚,一般认为心脏活动过度是心悸发生的基础,常与心率及心搏出量改变有关。

在心动过速时,舒张期缩短、心室充盈不足,当心室收缩时心室肌与心瓣膜的紧张度突然增加,可引起心搏增强而感心悸。

心律失常如期前收缩,在一个较长的代偿期之后的心室收缩,往往强而有力,这时患者可出现心悸。心悸出现与心律失常出现及存在时间长短有关,如突然发生的阵发性心动过速,心悸往往较明显,而在慢性心律失常,如心房颤动,患者可因逐渐适应而无明显心悸。

心悸的发生常与精神因素及注意力有关,焦虑、紧张及注意力集中时易于出现。心悸可见于心脏病者,但与心脏病不能完全等同,心悸患者不一定患有心脏病,反之心脏病患者也可不发生心悸。

二、病因

(一)心脏搏动增强

心脏收缩力增强引起的心悸,可分为生理性心悸或病理性心悸。

1.生理性心悸

生理性心悸见于下列情况。

(1)健康人在剧烈运动或精神过度紧张时。

(2)饮酒、进食浓茶或咖啡后。

(3)应用某些药物:如肾上腺素、麻黄碱、咖啡因、阿托品、甲状腺片等。

2.病理性心悸

病理性心悸见于下列情况。

(1)心室肥大:高血压心脏病、各种原因所致的主动脉瓣关闭不全、风湿性二尖瓣关闭不全等引起的左心室肥大,心脏收缩力增强,可引起心悸;动脉导管未闭、室间隔缺损回流量增多,增加心脏的工作量,导致心室增大,也可引起心悸;此外脚气性心脏病,因微小动脉扩张,阻力降低,回心血流增多,心脏工作量增加,也可出现心悸。

(2)其他引起心脏搏出量增加的疾病。①甲状腺功能亢进症:由于基础代谢与交感神经兴奋性增高,导致心率加快;②贫血:以急性失血时心悸为明显,贫血时血液携氧量减少,器官及组织缺氧,机体为保证氧的供应,通过增加心率,提高心排血量来代偿,于是心率加快导致心悸;③发热时基础代谢率增高,心率加快,心排血量增加,也可引起心悸;④其他:低血糖症、嗜铬细胞瘤引起的肾上腺素释放增多,心率加快,也可发生心悸。

(二)心律失常

心动过速、过缓或心律不齐时,均可出现心悸。

1.心动过速

各种原因引起的窦性心动过速、阵发性室上性或室性心动过速等,均可发生心悸。

2.心动过缓

高度房室传导阻滞(二度、三度房室传导阻滞)、窦性心动过缓或病态窦房结综合征,由于心率缓慢,舒张期延长,心室充盈度增加,心搏强而有力,引起心悸。

3.心律失常

房性或室性的期前收缩、心房颤动,由于心脏跳动不规则或有一段间歇,使患者感到心悸甚至有停跳感觉。

(三)心脏神经官能症

由自主神经功能紊乱所引起,心脏本身并无器质性病变,多见于青年女性。临床表现除心悸外尚有心率加快、心前区或心尖部隐隐作痛以及疲乏、失眠、头晕、头痛、耳鸣、记忆力减退等神经衰弱表现，且在焦虑、情绪激动等情况下更易发生。肾上腺素能受体反应亢进综合征也与自主神经功能紊乱有关，易在紧张时发生，其表现除心悸、心动过速、胸闷、头晕外尚可有心电图（ECG）的一些改变，如出现窦性心动过速，轻度 ST 段下移及 T 波平坦或倒置，其易与心脏器质性病变相混淆。

三、伴随症状

（一）伴心前区痛

心前区痛见于冠状动脉硬化性心脏病（如心绞痛、心肌梗死）、心肌炎、心包炎，亦可见于心脏神经官能症等。

（二）伴发热

发热见于急性传染病、风湿热、心肌炎、心包炎、感染性心内膜炎等。

（三）伴晕厥或抽搐

晕厥或抽搐见于高度房室传导阻滞、心室颤动或阵发性室性心动过速、病态窦房结综合征等。

（四）伴贫血

贫血见于各种原因引起的急性失血，此时常有虚汗、脉搏微弱、血压下降或休克，慢性贫血则心悸多在劳累后较明显。

（五）伴呼吸困难

呼吸困难见于急性心肌梗死、心包炎、心肌炎、心力衰竭、重症贫血等。

（六）伴消瘦及出汗

消瘦及出汗见于甲状腺功能亢进症等。

第二节 发 绀

发绀是指血液中还原血红蛋白增多，使皮肤、黏膜呈青紫色的表现。广义的发绀还包括少数由异常血红蛋白衍化物（高铁血红蛋白、硫化血红蛋白）所致皮肤黏膜青紫现象。发绀在皮肤较薄、色素较少和毛细血管丰富的部位,如口唇、鼻尖、颊部与甲床等处较为明显,易于观察。

一、发生机制

发绀是由血液中还原血红蛋白绝对含量增多所致。还原血红蛋白浓度可用血氧的未饱和度表示。正常动脉血氧未饱和度为5%,静脉内血氧未饱和度为30%,毛细血管中血氧未饱和度约为前二者的平均数。每克血红蛋白约与1.34 mL氧结合。当毛细血管血液的还原血红蛋白量超过50 g/L时,皮肤黏膜即可出现发绀。

临床实践表明,此学说不完全可靠,因为以正常血红蛋白浓度150 g/L计算,50 g/L为还原血红蛋白时,提示已有1/3血红蛋白不饱和。当动脉血氧饱和度为66%时,相应动脉血氧分压已降低至4.5 kPa(34 mmHg)的危险水平。

二、病因与临床表现

由于病因不同,发绀可分为血液中还原血红蛋白增多和血液中存在异常血红蛋白衍化物两大类。

(一)血液中还原血红蛋白增多

1.中心性发绀

此类发绀是由心、肺疾病导致动脉血氧饱和度降低引起。发绀的特点是全身性的,除四肢与面颊外,亦见于黏膜(包括舌及口腔黏膜)与躯干的皮肤,但皮肤温暖。中心性发绀又可分为以下2种。

(1)肺性发绀:见于各种严重呼吸系统疾病,如呼吸道(喉、气管、支气管)阻塞、肺部疾病(肺炎、阻塞性肺气肿、弥漫性肺间质纤维化、肺淤血、肺水肿、急性呼吸窘迫综合征)和肺血管疾病(肺栓塞、原发性肺动脉高压、肺动静脉瘘)等,其发生机制是由于呼吸功能衰竭,通气或换气(通气/血流比例、弥散)功能障碍,肺氧合作用不足,致体循环血管中还原血红蛋白含量增多而出现发绀。

(2)心性混血性发绀:见于发绀型先天性心脏病,如法洛四联症、艾森门格综合征等,其发绀机制是由于心与大血管之间存在异常通道,部分静脉血未通过肺进行氧合作用,即经异通道分流混入体循环动脉血中,如分流量超过心排血量的1/3时,即可引起发绀。

2.周围性发绀

此类发绀是由周围循环血流障碍所致,发绀特点是发绀常见于肢体末梢与下垂部位,如肢端、耳垂与鼻尖,这些部位的皮肤温度低、发凉,若按摩或加温耳垂与肢端,使其温暖,发绀即可消失。此点有助于与中心性发绀相鉴别,后者即使按摩或加温青紫也不消失。周围性发绀又可分为2种。

(1)淤血性周围性发绀:如右心衰竭、渗出性心包炎、心脏压塞、缩窄性心包炎、局部静脉病变(血栓性静脉炎、上腔静脉综合征、下肢静脉曲张)等,其发生机制是因体循环淤血、周围血流缓慢,氧在组织中被过多摄取所致。

(2)缺血性周围性发绀:常见于重症休克,由于周围血管痉挛收缩及心排血量减少,循环血容量不足,血流缓慢,周围组织血流灌注不足、缺氧,致皮肤黏膜呈青紫、苍白。

局部血液循环障碍,如血栓闭塞性脉管炎、雷诺现象、肢端发绀症、冷球蛋白血症、网状青斑、严重受寒等,由于肢体动脉阻塞或末梢小动脉强烈痉挛、收缩,可引起局部冰冷、苍白与发绀。真性红细胞增多症所致发绀亦属周围性,除肢端外口唇亦可发绀。其发生机制是由红细胞过多,血液黏稠,致血流缓慢,周围组织摄氧过多,还原血红蛋白含量增高所致。

3.混合性发绀

中心性发绀与周围性发绀并存,可见于心力衰竭(左心衰竭、右心衰竭和全心衰竭),因肺淤血或支气管、肺病变,致肺内氧合不足以及周围血流缓慢,毛细血管内血液脱氧过多所致。

(二)血液中存在异常血红蛋白衍化物

1.药物或化学物质中毒所致的高铁血红蛋白血症

由于血红蛋白分子的二价铁被三价铁所取代,致失去与氧结合的能力,当血中高铁血红蛋白含量达30 g/L时,即可出现发绀。此种情况通常由伯氨喹、亚硝酸盐、氯酸钾、磺胺类、苯丙砜、硝基苯、苯胺等中毒引起。其发绀特点是急骤出现,暂时性,病情严重,经过氧疗青紫不减,抽出的静脉血呈深棕色,暴露于空气中也不能转变成鲜红色,若静脉注射亚甲蓝溶液、硫代硫酸钠或大剂量维生素C,均可使青紫消退。分光镜检查可证明血中高铁血红蛋白的存在。由于大量进食含有亚硝酸盐的变质蔬菜,而引起的中毒性高铁血红蛋白血症,也可出现发绀,称“肠源性青紫症”。

2.先天性高铁血红蛋白血症

患者自幼即有发绀,有家族史,而无心肺疾病及引起异常血红蛋白的其他原因,身体一般健康状况较好。此外,有所谓特发性阵发性高铁血红蛋白血症,见于女性,发绀与月经周期有关,机制未明。

3.硫化血红蛋白血症

硫化血红蛋白并不存在于正常红细胞中。凡能引起高铁血红蛋白血症的药物或化学物质也能引起硫化血红蛋白血症,但须患者同时有便秘或服用硫化物(主要为含硫的氨基酸),在肠内形成大量硫化氢为先决条件。所服用的含氮化合物或芳香族氨基酸则起触媒作用,使硫化氢作用于血红蛋白,而生成硫化血红蛋白,当血中含量达 5 g/L 时,即可出现发绀。发绀的特点是持续时间长,可达几个月或更长时间,因硫化血红蛋白一经形成,不论在体内或体外均不能恢复为血红蛋白,而红细胞寿命仍正常;患者血液呈蓝褐色,分光镜检查可确定硫化血红蛋白的存在。

三、伴随症状

(一)伴呼吸困难

常见于重症心、肺疾病和急性呼吸道阻塞、气胸等;先天性高铁血红蛋白血症和硫化血红蛋白血症虽有明显发绀,但一般无呼吸困难。

(二)伴杵状指(趾)

病程较长,主要见于发绀型先天性心脏病及某些慢性肺部疾病。

(三)急性起病伴意识障碍和衰竭表现

见于某些药物或化学物质急性中毒、休克、急性肺部感染等。

第三节 呼吸困难

呼吸困难是指患者主观上感到氧气不足、呼吸费力;客观上表现为用力呼吸,重者鼻翼翕动、张口耸肩,甚至出现发绀,并伴有呼吸频率、深度与节律的异常。

一、病因

引起呼吸困难的原因主要是呼吸系统和心血管系统疾病。

(一)肺源性呼吸困难

1.气道阻塞

咽后壁脓肿、喉头水肿、支气管哮喘、慢性阻塞性肺疾病及喉、气管与支气管的炎症、水肿、肿瘤或异物所致狭窄或阻塞，主动脉瘤压迫等。

2.肺疾病

如大叶性或支气管肺炎、肺脓肿、肺气肿、肺栓塞、肺淤血、肺水肿、肺泡炎、弥漫性肺间质纤维化、肺不张、细支气管肺泡癌等。

3.胸膜疾病

胸腔积液、气胸、胸膜肿瘤、胸膜肥厚粘连、脓胸等。

4.胸廓疾病

如严重胸廓脊柱畸形、气胸、大量胸腔积液和胸廓外伤等。

5.神经肌肉疾病

如脊髓灰质炎病变累及颈髓、急性多发性神经根神经炎和重症肌无力累及呼吸肌，药物(肌松药、氨基苷类药等)导致呼吸肌麻痹等。

6.膈运动障碍

纵隔气肿、纵隔肿瘤、急性纵隔炎、膈麻痹、高度鼓肠、大量腹水、腹腔巨大肿瘤、胃扩张和妊娠末期等。

(二)心源性呼吸困难

风湿性心脏病、缩窄性心包炎、心肌炎、心肌病、急性心肌梗死、肺心病等所致心力衰竭、心脏压塞、原发性肺动脉高压和肺栓塞等。

(三)血液和内分泌系统疾病

重度贫血、高铁血红蛋白血症、硫化血红蛋白血症、甲状腺功能亢进或减退、原发性肾上腺功能减退症等。

(四)神经精神因素

脑血管意外、脑水肿、颅内感染、颅脑肿瘤、脑膜炎等致呼吸中枢功能障碍；精神因素所致呼吸困难，如癔症等。

(五)中毒性呼吸困难

酸中毒、一氧化碳中毒、氰化物中毒、亚硝酸盐中毒、吗啡类药物中毒、农药中毒、尿毒症糖尿病酮症酸中毒等。

二、发生机制及临床表现

从发生机制及症状表现分析，将呼吸困难分为如下几种类型。

(一)肺源性呼吸困难

肺源性呼吸困难是由呼吸系统疾病引起通气、换气功能障碍，导致缺氧和/或二氧化碳潴留所引起的。临床上分为3种类型。

1.吸气性呼吸困难

特点是吸气费力，重者由于呼吸肌极度用力，胸腔负压增大，吸气时胸骨上窝、锁骨上窝和肋间隙明显凹陷，称“三凹征”，常伴有干咳及高调吸气性喉鸣。吸气性呼吸困难见于各种原因引起的喉、气管、大支气管的狭窄与阻塞：①喉部疾病，如急性喉炎、喉水肿、喉痉挛、喉癌、白喉会厌炎等；②气管疾病，如气管肿瘤、气管异物或气管受压（甲状腺肿大、淋巴结肿大或主动脉瘤压迫等）。

2.呼气性呼吸困难

特点是呼气费力，呼气时间明显延长，常伴有干啰音。这主要是由肺泡弹性减弱和/或小支气管狭窄阻塞（痉挛或炎症）所致；当有支气管痉挛时，可听到哮鸣音。呼气性呼吸困难常见于支气管哮喘、喘息型慢性支气管炎、弥漫性细支气管炎和慢性阻塞性肺气肿合并感染等。此外，后者由于肺泡通气/血流比例失调和弥散膜面积减少，严重时导致缺氧、发绀、呼吸增快。

3.混合性呼吸困难

特点是吸气与呼气均感费力，呼吸频率增快、变浅，常伴有呼吸音异常（减弱或消失），可有病理性呼吸音。其原因是由肺部病变广泛或胸腔病变压迫，致呼吸面积减少，影响换气功能所致。混合性呼吸困难常见于重症肺结核、大面积肺不张、大块肺栓塞、肺尘埃沉着症、肺泡炎、弥漫性肺间质纤维化、肺泡蛋白沉着症、大量胸腔积液、气胸、膈肌麻痹和广泛显著胸膜增厚等。后者发生呼吸困难主要与胸壁顺应性降低，呼吸运动受限，肺通气明显减少，肺泡氧分压降低引起缺氧有关。

（二）心源性呼吸困难

主要由左心衰竭和右心衰竭引起，两者发生机制不同，左心衰竭所致呼吸困难较为严重。

1.左心衰竭

左心衰竭引发呼吸困难的主要原因是肺淤血和肺泡弹性降低。其发生机制：①肺淤血，使气体弥散功能降低。②肺泡张力增高，刺激牵张感受器，通过迷走神经反射兴奋呼吸中枢。③肺泡弹性减退，其扩张与收缩能力降低，肺活量减少。④肺循环压力升高对呼吸中枢的反射性刺激。

急性左心衰竭时，常出现阵发性呼吸困难，多在夜间睡眠中发生，称为夜间阵发性呼吸困难。其发生机制：①睡眠时迷走神经兴奋性增高，冠状动脉收缩，心肌供血减少，心功能降低。②小支气管收缩，肺泡通气减少。③仰卧位时肺活量减少,下半身静脉回心血量增多,致肺淤血加重。④呼吸中枢敏感性降低,对肺淤血引起的轻度缺氧反应迟钝,当淤血程度加重、缺氧明显时,才刺激呼吸中枢做出应答反应。

发作时,患者常于熟睡中突感胸闷憋气惊醒,被迫坐起,惊恐不安,伴有咳嗽,轻者数分钟至数十分钟后症状逐渐减轻、缓解;重者高度气喘、面色青紫、大汗,呼吸有哮鸣声,咳浆液性粉红色泡沫样痰,两肺底部有较多湿啰音,心率增快,可有奔马律。此种呼吸困难,又称"心源性哮喘",常见于高血压性心脏病、冠状动脉性心脏病、风湿性心瓣膜病、心肌炎和心肌病等。

2.右心衰竭

右心衰竭引发呼吸困难的原因主要是体循环淤血所致。其发生机制:①右心房与上腔静脉压升高,刺激压力感受器反射性地兴奋呼吸中枢。②血氧含量减少以及乳酸、丙酮酸等酸性代谢产物增多,刺激呼吸中枢。③淤血性肝大、腹水和胸腔积液,使呼吸运动受限,肺受压气体交换面积减少。

(三)中毒性呼吸困难

在急、慢性肾衰竭,糖尿病酮症酸中毒和肾小管性酸中毒时,血中酸性代谢产物增多,强烈刺激颈动脉窦-主动脉体化学感受器或直接兴奋、强烈刺激呼吸中枢,从而导致出现深长、规则的呼吸,可伴有鼾声,称为酸中毒大呼吸(Kussmaul 呼吸)。

急性感染和急性传染病时,由于体温升高和毒性代谢产物的影响,兴奋呼吸中枢,使呼吸频率增快。

某些药物和化学物质如吗啡类、巴比妥类、苯二氮䓬类药物和有机磷杀虫药中毒时,呼吸中枢受抑制,致呼吸变缓慢、变浅,且常有呼吸节律异常。

某些毒物可作用于血红蛋白,如一氧化碳中毒时,一氧化碳与血红蛋白结合成碳氧血红蛋白;亚硝酸盐和苯胺类中毒时,可使血红蛋白转变为高铁血红蛋白,失去携氧功能致组织缺氧。氰化物和含氰化物较多的苦杏仁、木薯中毒时,氰离子抑制细胞色素氧化酶的活性,影响细胞的呼吸作用,导致组织缺氧,可引起呼吸困难,严重时可引起脑水肿抑制呼吸中枢。

(四)神经精神性呼吸困难

重症颅脑疾病如颅脑外伤、脑出血、脑炎、脑膜炎、脑脓肿及脑肿瘤等,呼吸中枢因受增高的颅内压和供血减少的刺激,使呼吸变慢变深,并常伴呼吸节律的异常,如呼吸遏制(吸气突然终止)、双吸气(抽泣样呼吸)等。

癔症患者由于精神或心理因素的影响可有呼吸困难发作，其特点是呼吸浅表而频繁，1 分钟可达 60～100 次，并常因通气过度而发生呼吸性碱中毒，出现口周、肢体麻木和手足搐搦，严重时可有意识障碍。

有叹息样呼吸的患者自述呼吸困难，但并无呼吸困难的客观表现，偶然出现一次深大吸气，伴有叹息样呼气，在叹息之后自觉轻快，这实际上是一种神经症的表现。

(五)血液病

重度贫血、高铁血红蛋白血症或硫化血红蛋白血症等，因红细胞携氧减少，血氧含量降低，致呼吸加速，同时心率加快。大出血或休克时，因缺血与血压下降刺激呼吸中枢，也可使呼吸加速。

三、伴随症状

(一)发作性呼吸困难伴有哮鸣音

发作性呼吸困难伴有哮鸣音见于支气管哮喘、心源性哮喘；骤然发生的严重呼吸困难，见于急性喉水肿、气管异物、大块肺栓塞、自发性气胸等。

(二)呼吸困难伴一侧胸痛

呼吸困难伴一侧胸痛见于大叶性肺炎、急性渗出性胸膜炎、肺梗死、自发性气胸、急性心肌梗死、支气管癌等。

(三)呼吸困难伴发热

呼吸困难伴发热见于肺炎、肺脓肿、胸膜炎、急性心包炎、咽后壁脓肿等。

(四)呼吸困难伴咳嗽、咳脓痰

呼吸困难伴咳嗽、咳脓痰见于慢性支气管炎、阻塞性肺气肿并发感染、化脓性肺炎肺脓肿、支气管扩张症并发感染等，后二者脓痰量较多；呼吸困难伴大量浆液性泡沫样痰，见于急性左心衰竭和有机磷杀虫药中毒。

(五)呼吸困难伴昏迷

呼吸困难伴昏迷见于脑出血、脑膜炎、尿毒症、糖尿病酮症酸中毒、肺性脑病、急性中毒等。

第四节 水　　肿

人体组织间隙有过多的液体积聚使组织肿胀称为水肿。水肿可分为全身性水肿与局部性水肿。当液体在体内组织间隙呈弥漫性分布时呈全身性水肿(常为凹陷性);液体积聚在局部组织间隙时呈局部性水肿;发生于体腔内称积液,如胸腔积液、腹水、心包积液。一般情况下,水肿这一术语,不包括内脏器官局部的水肿,如脑水肿、肺水肿等。

一、发生机制

在正常人体中,一方面血管内液体不断地从毛细血管小动脉端滤出,至组织间隙成为组织液,另一方面组织液又不断地从毛细血管小静脉端回吸入血管中。两者经常保持动态平衡,因而组织间隙无过多液体积聚。

保持这种平衡的主要因素:①毛细血管内静水压;②血浆胶体渗透压;③组织间隙机械压力(组织压);④组织液的胶体渗透压。当维持体液平衡的因素发生障碍出现组织间液的生成大于回吸收时,则可产生水肿。

产生水肿的主要因素:①钠与水的潴留,如继发性醛固酮增多症;②毛细血管滤过压升高,如右心衰竭;③毛细血管通透性增高,如急性肾炎;④血浆胶体渗透压降低,如血浆清蛋白减少;⑤淋巴回流受阻,如丝虫病。

二、病因与临床表现

(一)全身性水肿

1.心源性水肿

风心病、冠心病、肺心病等各种心脏病引起右心衰竭时出现。

心源性水肿主要由有效循环血量减少,肾血流量减少,继发性醛固酮增多引起水钠潴留及静脉淤血,毛细血管滤过压增高,组织液回吸收减少所致。前者决定水肿程度,后者决定水肿的部位。水肿程度可由于心力衰竭程度而有不同,可自轻度的踝部水肿以至严重的全身性水肿。

心源性水肿的特点是水肿首先出现于身体下垂部位(下垂部位流体静水压较高)。能起床活动者,水肿最早出现于踝内侧,行走活动后明显,休息后减轻或消失;经常卧床者以腰骶部水肿最为明显。水肿为对称性、凹陷性。此外通常有颈静脉曲张、肝大、静脉压升高，严重时还出现胸腔积液、腹水等右心衰竭的其他表现。

2.肾源性水肿

见于急慢性肾炎、肾盂肾炎、急慢性肾衰竭等，发生机制主要是由多种因素引起肾排泄水、钠减少，导致水钠潴留，细胞外液增多，毛细血管静水压升高，引起水肿。水钠潴留是肾性水肿的基本机制。导致水钠潴留的因素：①肾小球超滤系数及滤过率下降，而肾小管回吸收钠增加(球-管失衡)，导致水钠潴留。②大量蛋白尿致低蛋白血症，血浆胶体渗透压下降致使水分外渗。③肾实质缺血，刺激肾素-血管紧张素-醛固酮系统，醛固酮活性增高，导致水钠潴留。④肾内前列腺素产生减少，致使肾排钠减少。

肾源性水肿特点是疾病早期晨间起床时有眼睑与颜面水肿，以后发展为全身水肿(肾病综合征时为重度水肿)。常有尿改变、高血压、肾功能损害的表现。

3.肝源性水肿

任何肝脏疾病引起血浆清蛋白明显下降时均可引起水肿。

失代偿期肝硬化主要表现为腹水，也可首先出现踝部水肿，逐渐向上蔓延，而头、面部及上肢常无水肿。

门脉高压症、低蛋白血症、肝淋巴液回流障碍、继发醛固酮增多等因素是水肿与腹水形成的主要机制。肝硬化在临床上主要有肝功能减退和门脉高压两个方面表现。

4.营养不良性水肿

慢性消耗性疾病长期营养缺乏、神经性厌食、胃肠疾病、妊娠呕吐、消化吸收障碍、重度烧伤、排泄或丢失过多、蛋白质合成障碍等所致低蛋白血症或 B 族维生素缺乏均可产生水肿。

营养不良性水肿特点是水肿发生前常有消瘦、体重减轻等表现。皮下脂肪减少所致组织松弛，组织压降低，加重了水肿液的潴留。水肿常从足部开始逐渐蔓延至全身。

5.其他原因的全身水肿

(1)黏液性水肿时产生非凹陷性水肿(由于组织液所含蛋白量较高)，颜面及下肢水肿较明显。

(2)特发性水肿为一种原因不明或原因尚未确定的综合征，多见于妇女，特点为月经前 7～14 天出现眼睑、踝部及手部轻度水肿，可伴乳房胀痛及盆腔沉重感，月经后水肿逐渐消退。

(3)药物性水肿,可见于糖皮质激素、雄激素、雌激素、胰岛素、萝芙木制剂、甘草制剂等疗程中。

(4)内分泌性水肿,腺垂体功能减退症、黏液性水肿、皮质醇增多症、原发性醛固酮增多症等。

(5)其他可见于妊娠中毒症、硬皮病、血管神经性水肿等。

(二)局部性水肿

(1)局部炎症所致水肿为最常见的局部水肿,见于丹毒、疖肿、蛇毒中毒等。

(2)淋巴回流障碍性水肿多见于丝虫病、非特发性淋巴管炎、肿瘤等。

(3)静脉阻塞性水肿常见于肿瘤压迫或肿瘤转移、静脉血栓形成、血栓性静脉炎、上腔或下腔静脉阻塞综合征等。

(4)变态反应性水肿见于荨麻疹、血清病以及食物、药物等引起的变态反应等。

(5)血管神经性水肿属变态反应或神经源性病变,部分病例与遗传有关。

三、伴随症状

(1)水肿伴肝大可为心源性、肝源性与营养不良性水肿,而同时有颈静脉曲张者则为心源性水肿。

(2)水肿伴重度蛋白尿常为肾源性水肿,而轻度蛋白尿也可见于心源性水肿。

(3)水肿伴呼吸困难与发绀常提示由心脏病、上腔静脉阻塞综合征等所致。

(4)水肿与月经周期有明显关系可见于特发性水肿。

(5)水肿伴失眠、烦躁、思想不集中等见于经前期紧张综合征。

第三章 心血管疾病常用监护技术

第一节 气管插管术

将导管插入气管内建立人工气道的方法称为气管插管术。它是急危重症患者抢救及治疗的基本操作之一。

一、适应证

(1)心搏、呼吸骤停者。

(2)需保护气道者:昏迷患者为防止呕吐物误吸、气管支气管分泌物过多咳痰无力不能自行排出者、喉反射消失者。

(3)需机械通气者:呼吸衰竭患者经药物治疗无效需行机械通气,长时间全麻或使用肌松剂的大手术患者。

二、禁忌证

(1)紧急抢救时,经口气管插管无绝对禁忌证。

(2)严重喉水肿。

(3)喉腔黏膜下血肿。

(4)咽喉部烧伤、创伤。

(5)咽喉部肿瘤堵塞气道。

三、作用

(1)保持呼吸道通畅。

(2)便于呼吸管理或进行机械通气。

(3)减少无效腔和降低呼吸道阻力,从而增加有效气体交换量。

(4)便于清除气道分泌物或脓血。

(5)防止呕吐或反流致误吸、窒息的危险。

(6)便于气管内用药(吸入或滴入)。

(7)特殊类型的气管导管如支气管导管(双腔导管)可分隔两侧肺而起到单肺通气,便于手术操作及防止患侧肺污染健侧肺。

四、操作前准备

(一)患者准备

向患者及家属交代操作风险及操作必要性,签署知情同意书。

(二)材料准备

喉镜及叶片、开口器、导丝、注射器、口咽通气道、胶布、气管插管导管、简易呼吸器、吸痰装置。

(三)操作者准备

戴口罩、帽子、无菌手套。

五、操作步骤

(一)体位

患者仰卧,头后仰,颈上抬,使口、咽、喉三轴线接近一直线。对于少数困难插管患者,可于头下垫薄枕使其略微前倾,此操作甚至可使患者由勉强窥视会厌变成完全暴露声门。

(二)镇静

为顺利地进行气管插管术,常需麻醉(吸入、静脉或表面麻醉),使嚼肌松弛,咽喉反射迟钝或消失。但用于急救时,应视患者病情而定。

(1)凡嚼肌松弛、咽喉反射迟钝或消失的患者如深昏迷、心肺复苏时,均可直接行气管内插管。

(2)嚼肌松弛适当,但喉镜下见咽喉反射较活跃者,可对咽喉、声带和气管黏膜表面麻醉。

(3)躁动又能较安全接受麻醉药的患者,可静脉注射地西泮(安定)10～20 mg或硫喷妥钠 100～200 mg 和琥珀胆碱 50～100 mg,待肌肉完全松弛后插管,应同时做人工通气。

(4)凡估计气管插管有困难(如体胖、颈短、喉结过高、气管移位等)、插管时可能发生反流误吸窒息(如胃胀满、呕吐频繁、消化道梗阻、上消化道大出血等)、口咽喉部损伤并出血、气道不全梗阻(如痰多、咯血、咽后壁脓肿等)或严重呼吸、循环抑制的患者,应在经环甲膜穿刺或经口施行咽喉喷雾表面麻醉后清醒插管。

(三)插管

(1)术者用右手拇指推开患者下唇和下颌,示指抵住上门齿,必要时使用开口器。左手持喉镜沿右侧口角进入口腔,压住舌背,将舌体推向左侧,镜片得以移至口腔中部,显露腭垂(为暴露声门的第1标志)。喉镜顺弧度前进,顶端抵达舌根,即可见到会厌(为暴露声门的第2标志)。

(2)成人弯型镜片前端应抵达会厌谷,向上提起镜片即显露声门,而不需直接挑起会厌;婴幼儿直型镜片前端应放在会厌喉面后壁,即插管体位的会厌下方,需挑起会厌才能显露声门。暴露不佳时可略微调整镜片前端位置及轻微上挑,上提时一般沿镜柄轴线,亦可略向竖直方向,轻微上挑时注意以手腕为支撑点,严禁以上门齿作支撑点。助手轻按甲状软骨并调整按压方向有助于暴露声门。

(3)直视下插入气管导管。右手以握笔式持气管导管(握持部位在导管的中后1/3段交界处),沿喉镜片压舌板凹槽送入声门裂1 cm(心肺复苏时,建议仅于此时停止按压)后,拔出管芯再前进。把气管导管送至距声门4～6 cm(儿童2～3 cm)。一般情况下,男性患者插入深度为距上门齿22～24 cm,女性为20～22 cm,小儿按年龄/2＋12 cm。确认插管深度后,成人套囊充气5～10 mL。

(4)确定导管是否在气管内。①出气法:快而轻地冲击样按压患者胸骨,耳听及脸颊感受管口有否气流呼出。此法最为实用,所受干扰因素最少。②进气法:球囊通气,观察双侧胸廓是否均匀抬起,同时听诊两肺有无对称的呼吸音,而上腹部无气过水声,以确定导管已在气管内。然后安置牙垫,拔出喉镜。

(5)固定导管:确定导管在气管内以后再进行外固定。用两条胶布十字交叉,将导管固定于患者面颊部;第一条胶布应把导管与牙垫分开缠绕一圈后,再将两者捆绑在一起。

六、注意事项

(1)插管前检查用物是否齐全,检查喉镜灯是否正常亮度,管芯长度调整不能超过导管尖端斜面口,检查导管气囊有无漏气。

(2)插管前后都要用纯氧面罩和简易呼吸器辅助呼吸,保证SpO_2＞95％。

(3)经口腔明视插管操作不应超过40秒,如一次操作不成功,应立即面罩给氧。待血氧饱和度上升后再操作。

(4)气管插管深度一般为22～24 cm。

(5)气囊充气恰好封闭气道,一般为3～5 mL。

(6)正确、牢靠固定气管插管,每天检查,并及时更换固定胶布或固定带。检查气管插管深度,过浅易脱出。

七、并发症

(一)插管损伤

1.牙齿损伤或脱落,口腔、咽喉部的黏膜出血

插管操作技术不规范,可致牙齿损伤或脱落,口腔、咽喉部的黏膜损伤引起出血。用力不当或过猛,还可引起下颌关节脱位。

2.导管内径不符

气管导管内径过小,可使呼吸阻力增加;导管内径过大或质地过硬都容易损伤呼吸道黏膜,甚至引起急性喉头水肿或慢性肉芽肿。导管过软容易变形,或因压迫、扭折而引起呼吸道梗阻。预防方法为选择合适插管导管。

(二)麻醉不足

浅麻醉下行气管内插管可引起剧烈呛咳、喉头及支气管痉挛;心率增快及血压剧烈波动导致心肌缺血。严重的迷走神经反射可导致心律失常,甚至心搏骤停。预防方法:适当加深麻醉,插管前行喉头和气管内表面麻醉,应用麻醉性镇痛药或短效降压药等。

(三)误入支气管

导管插入太深可误入一侧支气管内,引起通气不足、缺氧或肺不张。导管插入太浅时,可因患者体位变动而意外脱出,导致严重意外发生。插管后及改变体位时应仔细检查导管插入深度,并常规听诊两肺的呼吸音。

(四)误入食管

气管导管误入食管,常见于困难插管患者,如不能及时发现,可能会导致患者严重缺氧,甚至死亡。气管导管误插食管的第一个征象是听诊呼吸音消失和“呼出气”无二氧化碳;施行控制呼吸时胃区呈连续不断地隆起(胃扩张);脉搏氧饱和度骤降;全身发绀;同时在正压通气时,胃区可听到气泡咕噜声。一旦判断导管误入食管,应立即果断拔出导管,随即用球囊面罩进行通气,在此基础上再

试行重新插管。

第二节　深静脉穿刺术

深静脉穿刺术常用的穿刺部位有颈内静脉、锁骨下静脉及股静脉。近年来，彩超引导下的深静脉穿刺术得到越来越广泛的应用，其优点为操作简易，定位准确，尤其是对困难中心静脉置管，可减少徒手穿刺操作中深度与角度的困难把握，很大程度上降低了损伤，增加了操作的成功率和有创操作的安全性。

一、适应证

(1)监测中心静脉压(CVP)。

(2)快速补液、输血或给血管活性药物。

(3)需长期静脉输注高渗或有刺激性可导致周围静脉硬化的液体及实施胃肠外营养。

(4)特殊用途如插入肺动脉导管、心导管检查、安装心脏起搏器等。

(5)进行血液净化如血液透析、滤过或血浆置换。

(6)需长期多次静脉取血化验及临床研究。

(7)无法穿刺外周静脉以建立静脉通路。

二、禁忌证

(1)出血倾向(禁忌行锁骨下静脉穿刺)。

(2)穿刺常用部位局部皮肤外伤或感染。

三、操作前准备

(一)患者准备

置管前应明确适应证，检查患者的出、凝血功能，签署知情同意书。充分暴露穿刺部位，锁骨下静脉穿刺及颈内静脉穿刺时垫肩，头偏向对侧；股静脉穿刺时下肢外旋、外展。向患者解释，缓解其紧张情绪。

(二)材料准备

(1)准备好除颤器及有关的急救药品，床旁 B 超定位及引导可提高穿刺成功率，减少试穿损伤。

(2)准备穿刺器具，包括消毒物品、深静脉穿刺手术包、穿刺针、引导丝、扩张管、深静脉导管(单腔、双腔或三腔)、缝合针线等，以及肝素生理盐水(生理盐水100 mL＋肝素 6 250 U)和局部麻醉药品(1%利多卡因或1%普鲁卡因)。

(三)操作者准备

无菌手套、无菌手术衣、帽子、口罩。

四、操作步骤

(一)颈内静脉穿刺术

乙状窦穿颅底颈内静脉孔后成为颈内静脉的上段，伴随颈内动脉下降，起初在该动脉之背侧，后达其外侧，向下与颈总动脉(偏内)、迷走神经(偏后)共同位于颈动脉鞘内，颈内静脉在胸锁关节后方与锁骨下静脉汇合成头臂静脉。

1.体位

患者取去枕仰卧位，最好头低 15°～30°(头低脚高体位)，以保持静脉充盈和减少空气栓塞的危险性，头转向对侧，肩背垫高。

2.颈部皮肤消毒及检查器械

术者穿无菌手术衣及戴无菌手套，铺无菌单。显露患者胸骨上切迹、锁骨、胸锁乳突肌侧缘和下颌骨下缘。检查导管完好性和各腔通透性。

3.确定穿刺点及穿刺路径

根据穿刺点与胸锁乳突肌的关系可分为前路、中路、后路法，常采用中路法。

(1)中路法：胸锁乳突肌的胸骨头、锁骨头及锁骨组成的三角形称胸锁乳突肌三角，在其顶端处(距锁骨上缘 2～3 横指)进针，针体与皮肤(冠状面)呈 30°，针尖指向同侧乳头方向，针体与胸锁乳突肌锁骨头内侧缘平行，通常在针尖进入皮肤 2～3 mm 后可回抽出暗红色静脉血。

(2)前路法：在胸锁乳头肌前缘中点(距中线约 3 cm)，术者左手食、中指向内推开颈总动脉后进针，针体与皮肤呈 30°～50°，针尖指向锁骨中、内 1/3 交界处或同侧乳头，亦可在甲状软骨上缘水平颈总动脉搏动处外侧 0.5～1.0 cm 处进针，针体与皮肤呈 30°～40°，针尖指向胸锁乳突肌三角，与颈内静脉走向一致方向穿刺。但此点易误伤颈总动脉。

(3)后路法：在胸锁乳突肌外缘中、下 1/3 交界处进针，针体水平位，在胸锁乳突肌深部向胸骨上切迹方向穿刺。针尖勿向内侧过深刺入，以防损伤颈总动脉。术者穿无菌手术衣、戴无菌手套、显露胸骨上切迹、锁骨、胸锁乳突肌及下颌骨下缘，常规皮肤消毒、铺巾。

4.局部麻醉及试穿

确认穿刺点，局部浸润麻醉后用局麻针按上述相应进针方向及角度试穿，进针过程中持续轻回抽注射器至见暗红色回血后记住进针方向、角度及深度后拔针。

5.穿刺及置管

(1)静脉穿刺：在选定的穿刺点，沿穿刺方向进针，进针过程中略带负压缓缓进针见回血后，固定穿刺针，防止针尖移动。

(2)置入导丝：将导丝从注射器尾部送入血管内之后退出穿刺针及注射器。

(3)置入扩张器：置入扩张器时应撑紧穿刺部位的皮肤，沿导丝将扩张器旋转进入皮肤、皮下组织，退出扩张器，检查导丝深度。

(4)置入导管：将导管沿导丝置入静脉，置入导管时，导管进入血管后调整导管深度(成人置管深度一般为 13～15 cm 为宜)，将导丝拉出。

(5)冲洗导管：从导管内回抽血证实导管在血管内，立即用含有肝素的生理盐水冲洗各管腔以防止血栓形成，拧上肝素帽。

6.固定

将静脉导管与皮肤固定、缝合，无菌敷料覆盖。

7.确认导管的位置

摄 X 线胸片以明确不透 X 线的导管位置，并排除气胸。导管尖端正确位置应处于上腔静脉与右心房交界处。确定导管尖端未扭曲和未贴在上腔静脉管壁上。

(二)锁骨下静脉穿刺置管

锁骨下静脉是腋静脉的延续，长为 3～4 cm，直径为 1～2 cm，由第 1 肋外缘行至胸锁关节，在此与颈内静脉汇合成头臂静脉，锁骨下静脉的前上方为锁骨及锁骨下肌，后上方为锁骨下动脉，动静脉之间由前斜角肌隔开，后内方为胸膜顶，下方为第 1 肋骨上表面。

1.体位

患者去枕仰卧位，肩后垫高，头低 15°～30°，使静脉充盈，减少空气栓塞发生的机会，头转向穿刺点对侧。

2.消毒

锁骨中下部皮肤消毒。术者穿无菌手术衣及戴无菌手套，铺无菌单。检查导管完好性，用肝素生理盐水冲洗各腔检查通透性并封闭。

3.确定穿刺点及麻醉

常用锁骨下径路。锁骨下径路穿刺点定位于锁骨中、内1/3端交界处下方1.0～1.5 cm处，针头朝向胸骨上切迹，确定穿刺点后局部浸润麻醉锁骨中下方皮肤及深部组织，因深度较深，麻醉针一般试穿不到。

4.穿刺

右手持针，针体与胸壁皮肤的夹角<15°，左手示指放在胸骨上凹处定向，穿刺针进入皮肤后保持负压，针尖指向内侧稍上方，确定穿刺针触及锁骨骨膜后，保持穿刺针紧贴在锁骨后，对准胸骨柄上切迹进针，直至回抽出静脉血，一般进针深度为3～5 cm。如果以此方向进针已达4～5 cm仍无回血时，不可再向前推进，以免损伤锁骨下动脉。此时应徐徐向后退针并边退边抽，往往在撤针过程中抽到回血，说明已穿透锁骨下静脉。在撤针过程中仍无回血，可将针尖撤到皮下而后改变方向(针尖在深部时不可改变方向，以免扩大血管的损伤)，使针尖指向甲状软骨，以同样方法徐徐前进，往往可以成功。

5.置管

步骤同颈内静脉穿刺置管步骤。

(三)股静脉穿刺置管

股静脉为髂外静脉的延续，股静脉上段位于股三角内，上界为腹股沟韧带，内侧界为长收肌内侧缘，外侧界为缝匠肌的内侧缘。股三角的血管、神经排列关系分别为股动脉居中，外侧为神经，内侧为股静脉。

1.体位

患者下肢轻度外旋、外展，膝盖稍弯曲。

2.消毒

腹股沟韧带上、下部皮肤消毒，术者穿无菌手术衣及戴无菌手套，铺无菌单。检查导管完好性，注入肝素生理盐水检查各腔通透性并封闭。

3.确定穿刺点及麻醉

穿刺点定位在腹股沟韧带中点下方2～3 cm，股动脉搏动的内侧0.5～1.0 cm。确定穿刺点后，局部浸润麻醉腹股沟下股动脉搏动内侧皮肤及深部组织，可用麻醉针试穿刺，确定穿刺方向。

4.穿刺

穿刺针体与皮肤呈30°～45°，针尖对准对侧耳进针，穿刺方向与股动脉平行，进入皮肤后穿刺针保持负压，直至回抽出静脉血。

5.置管

步骤同颈内静脉穿刺置管步骤。

五、注意事项

(1)在抗凝治疗或有凝血障碍的患者中,因锁骨下出血后压迫止血困难,因此,此时行锁骨下静脉穿刺置管应视为禁忌。

(2)颅内高压或充血性心力衰竭患者不应采取头低脚高体位。

(3)颈内静脉穿刺进针深度一般为3.5~4.5 cm,以不超过锁骨为度。

(4)锁骨下静脉穿刺进针过程中应保持针尖紧贴于锁骨后缘以避免气胸。

(5)股静脉穿刺时,切不可盲目用穿刺针向腹部方向无限制地进针,以免将穿刺针穿入腹腔引起并发症。

(6)注意判断动静脉。①穿刺过程中需注意回血的颜色,一般情况下静脉血为暗红色,动脉为鲜红色。②观察连接穿刺针的注射器内有无搏动性血流,如有搏动性血流考虑误入动脉;如不能正确判定,可通过连接换能器观察压力及波形,判断是否为动脉。③可通过同时抽取动脉血标本比较血氧分压和血氧饱和度来判断。④误穿动脉需退针压迫5~10分钟,若系导管损伤动脉应予加压包扎。

(7)"J"形引导丝的弯曲方向必须和预计的导管走向一致,并保证引导丝置入过程顺畅,否则会出现引导丝打折或导管异位的情况。有时可能出现血管瘪陷使引导丝不能置入,则可选用套管针穿刺,见到回血后,先将套管顺入血管,再经套管下引导丝。

(8)置入导管时必须首先将引导丝自导管的尾端拉出,以防引导丝随导管一起被送入血管引起严重后果。

(9)颈内或锁骨下静脉导管插入困难时,可行Valsalva手法(将口鼻闭住,关闭声门,强行呼气,以增加胸膜腔内压,从而减少静脉回流),以增大静脉口径。

(10)置管后各导管尾部均要回抽见血以证实开口在血管内。

六、并发症

(一)感染

常见原因:穿刺过程中无菌操作不严格;术后护理不当,导管留置过久。可根据具体原因做相应处理。多因导丝置入过深,因此在颈内静脉及锁骨下静脉穿刺过程中需常规行心电监护,一旦发生需回撤导丝,停止操作。

(二)心律失常

多因导丝插入过深所致，最好在放置导丝时行心电监测，如有心律失常及时回撤。如心律失常持续则停止操作并进行相应处理。

(三)出血和血肿

针对有出血倾向的患者操作时，尽量先纠正出、凝血障碍，如必须紧急放置导管则尽量减少反复穿刺。如有血管损伤应及时压迫，压迫时间要充分。

(四)气胸

锁骨下进路穿刺时针体与皮肤进针角度过大易误伤锁骨下动脉，应立即退针并从胸骨上压迫止血，严重致血胸者需开胸缝合止血。颈内静脉穿刺损伤动脉者应及时退针局部压迫5～10 分钟。

(五)空气栓塞

导管太硬且置导丝太深易穿破心房壁致心脏压塞，需心脏直视手术切开心包。因此不能使用劣质导丝及导管，置管不宜过深。

(六)血胸

穿刺时未使患者处于头低位，穿刺成功后，一旦撤离注射器后静脉与大气相通，由于心脏的舒张作用，空气易进入血管致气栓。因此穿刺时需取头低位，穿刺成功后保持肺在吸气状态下置导丝，这样可减小胸腔负压，预防空气栓塞的发生。

(七)神经及淋巴管损伤

大多由导管留置时间过长或导管扭曲所致，应减少导管留置时间，合适浓度的肝素盐水封管。

(八)血栓形成和栓塞

可由于凝血功能障碍导致血栓形成，大多是导管留置时间过长或导管扭曲导致，应减少导管留置时间，及时应用肝素盐水冲洗，封管液肝素浓度要合适。

(九)乳糜胸

左侧行锁骨下静脉穿刺可以导致乳糜胸，应尽量减少反复穿刺，尽量不要穿刺过深。

(十)胸腔积液

无论是颈内静脉还是锁骨下静脉穿刺时，在送管时如穿透静脉而送入胸腔内,此时液体都输入胸腔内。其表现有以下几点:①从此路给药(麻醉药、肌松药等)均无效;②测量中心静脉压时出现负压;③此路输液通畅但抽不出回血。若出现上述现象应确诊导管在胸腔内,不应再使用此通路,应另行穿刺置管。

第三节 主动脉内球囊反搏

主动脉内球囊反搏(Intra-aortic balloon pump,IABP)是常见的一种机械循环辅助的方法,通过动脉系统植入一根带气囊的导管到降主动脉内左锁骨下动脉开口的远端,在心脏舒张期气囊充气,在收缩前气囊排气,提高主动脉内舒张压,增加冠状动脉供血和改善心肌功能,起到辅助心脏的作用。已广泛应用于心功能不全等危重病患者的抢救和治疗。

一、原理

将球囊置于锁骨下动脉下 2～3 cm(胸骨角处)与肾动脉开口之间的主动脉内;左心室舒张期球囊充盈,突然阻滞降主动脉内血流,使主动脉内舒张期血压升高,大于或等于收缩期血压,大于辅助前舒张压 0.7～1.3 kPa(5～10 mmHg),增加冠状动脉的供血,此时冠状动脉灌注量几乎占心排量的 10%;左心室等容收缩期球囊突然排空,主动脉内压力骤然下降,降低收缩压 0.7～1.3 kPa(5～10 mmHg),降低左心室射血阻力,减轻左心室的后负荷,缩短等容收缩期,减少左心室室壁张力及左心室做功和耗氧。IABP 可最大减少心肌做功 25%,增加前向血流,增加组织灌注。

二、适应证

(1)急性心肌梗死并发心源性休克、室间隔穿孔、二尖瓣反流。

(2)药物难以控制的心绞痛。

(3)顽固性严重心律失常。

(4)心脏术后脱离体外循环困难和/或心脏术后药物难以控制的低心排血量综合征。

(5)高危患者冠状动脉造影、PTCA、冠状动脉溶栓及非心脏外科手术前后的辅助治疗。

(6)急性病毒性心肌炎导致心肌功能损伤。

(7)心脏移植或心室机械辅助装置置入前后的辅助治疗。

(8)体外循环手术中产生搏动性血流。

三、禁忌证

(1)明显的主动脉瓣关闭不全。

(2)主动脉病变或创伤:主动脉夹层、主动脉瘤和主动脉外伤。

(3)心脏停搏、心室颤动。

(4)严重出血倾向和出血性疾病。

(5)主动脉、髂动脉严重梗阻性病变。

(6)不可逆的脑损害。

四、应用指征

(1)多巴胺用量>10 μg/(kg・min),并用2种升压药,血压仍呈下降趋势。

(2)心脏排血指数<2.0 L/(m^2・min)。

(3)平均动脉压<6.7 kPa(50 mmHg)。

(4)左心房压>2.7 kPa(20 mmHg)。

(5)中心静脉压>1.5 kPa(15 cmH_2O)。

(6)尿量<0.5 mL/(kg・h)。

(7)外周循环差,手足凉。

(8)精神萎靡,组织供氧不足,动脉或静脉血氧饱和度低。

五、术前准备

(一)选择气囊导管

根据患者的情况选择管径、容积大小合适的气囊导管。气囊导管末端连着气囊,原则上宁小勿大,容积应大于每搏心排量的50%,成人一般选用8.5～9.0 F,容积40～60 mL的导管,小儿根据体重而定。

(二)反搏机器

包括压力驱动系统、电源、气源贮备系统和监测设备。现临床上常用具备自动选择触发方式,可自动选择反搏时相、自动监测漏气、自动补气、提示故障和监测项目等功能。

六、导管植入

导管置入方法主要有经皮股动脉穿刺法、股动脉切开法和经胸升主动脉插管法。其中，经皮股动脉穿刺最为简便、安全、常用，步骤介绍如下。

(1)选取股动脉搏动明显侧腹股沟区，消毒、铺巾。

(2)在腹股沟韧带下方 2～3 cm 处局麻后，将穿刺针穿入股动脉。

(3)经穿刺针送入引导钢丝，拔出穿刺针，注意在送入钢丝遇阻力时勿强行送入，可退出再试或换对侧重新穿刺。

(4)在引导钢丝入皮肤处，用尖刀稍许挑开皮肤入口，再先后以小号及大号血管扩张器扩大血管入口。

(5)以针筒抽尽球囊内气体，用盐水浸湿球囊导管，用肝素盐水冲洗导管中心测压管腔，测量穿刺点至胸骨角距离估计导管置入深度。

(6)取出大号扩张器，沿引导钢丝送入球囊导管至预计深度，体外固定导管。

(7)将导管中气体管路及测压管路与主机连接开始反搏，压力换能器应置于心脏水平位置校零后固定。

七、反搏机的操作及调节

(一)床旁定位

球囊导管植入固定后可行床边摄片检查导管位置，球囊顶端不透 X 线标记应距左锁骨下动脉 1～2 cm 处，位置不当可调整后重新固定。

(二)检查触发效果

检查心电触发效果，选用 R 波高尖、T 波低平之导联，如触发不满意可改用压力触发模式。

(三)调整

调整球囊充、放气时相，一般选择 1∶2 比例反搏时进行调整，经调整后应使球囊在相当于动脉重搏波切迹处充气，使反搏压高于自身收缩压，在收缩前放气，使舒张末压降低。正常反搏时的压力波形特点：①反搏压力波起于动脉压力波下降支上的重波切迹，反搏辅助的动脉舒张末压波较未辅助的动脉舒张末压波深、陡；②舒张期反搏压力峰值高于收缩压峰值；③辅助的动脉舒张末压低于未辅助的动脉舒张末压；④辅助的收缩压低于未辅助的收缩压。

八、撤机指征

指征如下：①血流动力学状态稳定，心排血量指数>2.5 L/(m^2 · min)，平均动脉压>10.7 kPa(80 mmHg)；②神志清楚，外周循环良好，尿量>1 mL/(kg · h)；③多巴胺用量<5 μg/(kg · min)；④心电图无心律失常或心肌缺血的表现；⑤已撤

除呼吸机，血气正常。

九、注意事项

（一）术后处理

1.抗凝治疗

导管置入后应根据情况适时开始抗凝。常用抗凝药物为肝素，可持续静脉输入，或每6～8小时重复静脉滴注，维持激活全血凝固时间（ACT）在150～180秒。肝素有禁忌证者，可用右旋糖酐静脉滴注。长期球囊反搏可用华法林，维持凝血酶原时间在16～20秒。

2.其他治疗

监测心功能和心律失常，以免影响球囊反搏效果；防止机器停搏。维持血流动力学稳定。应用广谱抗生素预防感染；补充血容量，维持水、电解质平衡。

（二）密切观察

（1）监测和观察导管置入深度有无移位。

（2）术口有无出血及血肿，术侧下肢有无缺血及神经压迫表现。

（3）IABP需抗凝并会对血小板造成破坏，应监测凝血功能及血色素、血小板。

（三）报警处理

熟悉和了解IABP的操作与预警系统，包括触发、漏气、导管位置、驱动装置、低反搏压、气源（氦气）不足及系统报警等。监测IABP机工作状态是否正常。

十、并发症

（一）穿刺导致血管损伤

导管可以损伤动脉形成夹层动脉瘤，髂、股动脉损伤或穿孔，可导致腹膜后出血。预防方法为经皮穿刺置管时，注意穿刺针回抽血液通畅，放置导引钢丝顺畅无阻，通入导管时要轻柔，遇到阻力时不可用力插入。

（二）感染

感染多表现在插管处局部及全身反应（发热、菌血症）。预防措施为严格无菌操作、预防使用抗生素、加强插管部位的无菌管理。

（三）气囊破裂

表现为气体管腔内出现血液；同时机器会出现连续的报警并停搏。预防手段为避免气囊与尖锐物或粗糙物接触。一旦确认气囊破裂应立即停止反搏并拔除导管。

(四)气囊嵌夹

气囊导管撤除过程中遇到过大的阻力,应考虑到气囊被嵌夹。应及时请血管外科医师会诊,必要时通过外科手术取出。

(五)动脉栓塞

血栓或粥样硬化斑块栓子脱落阻塞全身各脏器的动脉。预防方法为选择合适型号的导管、无鞘置入、有效的抗凝治疗、保证 IABP 连续性和使用合适的频率。注意在拔除气囊导管后,观察下肢血运及动脉搏动情况。

(六)血小板减少症

血栓或粥样硬化斑块栓子脱落阻塞全身各脏器的动脉。预防方法为选择合适型号的导管、无鞘置入、有效的抗凝治疗、保证 IABP 连续性和使用合适的频率。注意在拔除气囊导管后,观察下肢血运及动脉搏动情况。

第四章 心律失常

第一节 窦性心动过速

正常窦房结发放冲动的频率易受自主神经的影响，且取决于交感神经与迷走神经的相互作用。此外，还受其他许多因素的影响，包括缺氧、酸中毒、温度、机械张力和激素（如三碘甲状腺原氨酸）等。

心率一般在 60～100 次/分，成人的心率超过 100 次/分即为窦性心动过速，包括生理性窦性心动过速和不适当窦性心动过速。

生理性窦性心动过速是一种人体对适当的生理刺激或病理刺激的正常反应，是常见的窦性心动过速。

不适当窦性心动过速是指静息状态下心率持续增快，或心率的增快与生理、情绪、病理状态或药物作用水平无关或不相一致，是少见的一种非阵发性窦性心动过速。

一、病因

生理性窦性心动过速与生理、情绪、病理状态或药物作用有关。健康人运动、情绪紧张和激动、体力活动、吸烟、饮酒、喝茶和咖啡，以及感染、发热、贫血、失血、低血压、血容量不足、休克、缺氧、甲状腺功能亢进症、呼吸功能不全、心力衰竭、心肌炎和心肌缺血等均可引起窦性心动过速。药物的应用如儿茶酚胺类药物、阿托品、氨茶碱和甲状腺素制剂等也是引起窦性心动过速的原因。其发生机制通常认为是由于窦房结细胞舒张期 4 相除极加速引起了窦性心动过速。窦房结内起搏细胞的位置上移也可使发放冲动的频率增加。

不适当窦性心动过速见于健康人。其发生机制可能是窦房结本身的自律性增高,或者是自主神经对窦房结的调节失衡,表现为交感神经兴奋性增高,迷走神经张力减低。也见于导管射频消融治疗房室结折返性心动过速术后。

二、临床表现

生理性窦性心动过速时,频率通常逐渐加快,再逐渐减慢至正常,心率一般在100～180次/分,有时可高达200次/分。刺激迷走神经的操作(如按摩颈动脉窦、Valsalva动作等)均可使窦性心动过速逐渐减慢,当增高的迷走神经张力减弱或消失时,心率可恢复到以前的水平。患者大多感觉心悸不适,其他症状取决于原发疾病。

不适当窦性心动过速患者绝大多数为女性,约占90%。主要症状为心悸,也可有头晕、眩晕、先兆晕厥、胸痛、气短等不适表现。轻者可无症状,只是在体格检查时发现;重者活动能力受限制。

三、心电图与电生理检查

(一)生理性窦性心动过速

表现为窦性P波,频率>100次/分,P-P间期可有轻度变化,P波形态正常,但振幅可变大或高尖。P-R间期一般固定。心率较快时,有时P波可重叠在前一心搏的T波上。

(二)不适当窦性心动过速

诊断有赖于有创性和无创性的检查。

(1)心动过速及其症状呈非阵发性。

(2)动态心电图提示患者出现持续性窦性心动过速,心率超过100次/分。

(3)P波的形态和心内激动顺序与窦性心律时完全相同。

(4)排除继发性窦性心动过速的原因,如甲状腺功能亢进症等。

四、治疗

(一)生理性窦性心动过速

生理性窦性心动过速的治疗主要在于积极查找并去除诱因,治疗原发疾病,如戒烟、避免饮酒、勿饮用浓茶和咖啡;感染者应予以控制,发热者应退热,贫血者应纠治,血容量不足者应补液等。少数患者可短期服用镇静剂,必要时选用β受体阻滞剂、非二氢吡啶类钙通道阻滞剂等以减慢心率。

(二)不适当窦性心动过速

是否需要治疗主要取决于症状。药物治疗首选β受体阻滞剂,非二氢吡啶类钙通道阻滞剂也能奏效。对于症状明显、药物疗效不佳的顽固性不适当窦性心动过速患者,有报道采用导管射频消融改善窦房结功能取得了较好的效果。利用外科手术切除窦房结或闭塞窦房结动脉的方法进行治疗也有成功的个案报道。

第二节　窦性心动过缓

由窦房结控制的心率,成人每分钟<60 次者,称为窦性心动过缓。

一、病因

窦性心动过缓常因为迷走神经张力亢进或交感神经张力减弱及窦房结器质性疾病引起。常见原因如下。

(1)正常情况:健康青年人不少见,尤其是运动员或经常锻炼的人,也见于部分老年人。正常人在睡眠时心率可降至 35 次/分,尤以青年人多见,并可伴有窦性心律不齐,有时可以出现 2 秒或更长的停搏。颈动脉窦受刺激也可引起窦性心动过缓。

(2)病理状态:颅内压增高(脑膜炎、颅内肿瘤等)、黄疸、急性感染性疾病恢复期、眼科手术、冠状动脉造影、黏液性水肿、低盐、Chagas 病、纤维退行性病变、精神抑郁症等。窦性心动过缓也可发生于呕吐或血管神经性晕厥。

(3)各种原因引起的窦房结及窦房结周围病变。

(4)药物影响:迷走神经兴奋药物、锂剂、胺碘酮、β受体阻滞剂、可乐定、洋地黄和钙通道阻滞剂等。

二、临床表现

一般无症状。心动过缓显著或伴有器质性心脏病者,可有头晕、乏力,甚至晕厥,可诱发心绞痛甚至心力衰竭。心率一般在 50 次/分左右,偶有低于 40 次/分者。急性心肌梗死时 10%~15%可发生窦性心动过缓,若不伴有血流动力学失代偿或其他心律失常,心肌梗死后的窦性心动过缓比窦性心动过速可能更为有益，常为一过性并多见于下壁或右心室心肌梗死。窦性心动过缓也是溶栓治疗后常见的再灌注性心律失常，但心脏停搏复苏后的窦性心动过缓常提示预后不良。

三、心电图表现

(1)P 波在 QRS 波前，形态正常，为窦性。

(2)P-P 间期(或 R-R 间期)＞1 秒；无房室传导阻滞时 P-R 间期固定且＞0.12 秒，为0.12～0.20 秒，常伴有窦性心律不齐(图 4-1)。

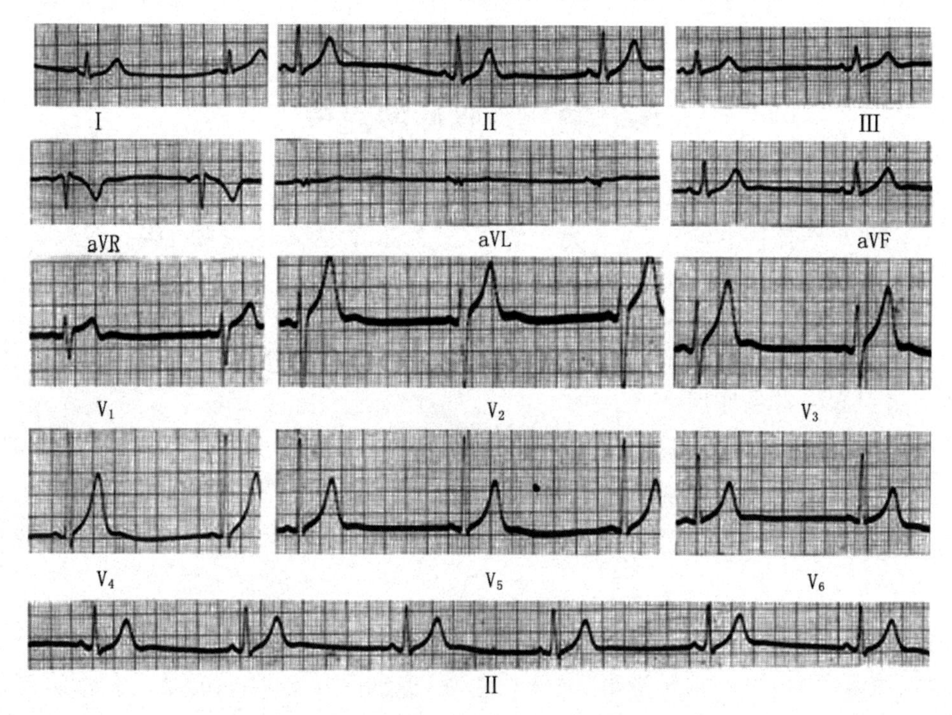

图 4-1 窦性心动过缓

四、治疗

无症状者可以不治疗，有症状者针对病因治疗。窦性心动过缓出现头晕、乏力等症状者，可对症治疗，常用阿托品 0.3～0.6 mg，每天 3 次，或沙丁胺醇 2.4 mg，每天 3 次口服。长期窦性心动过缓引起充血性心力衰竭或心排血量降低的患者则需要电起搏治疗。心房起搏保持房室顺序收缩比心室起搏效果更佳。对于持续性窦性心动过缓，起搏治疗比药物治疗更为优越，因为没有一种增快心率的药物长期应用能够安全有效而无明显不良反应。

第三节 窦性停搏

窦房结在某个时间内兴奋性低下，不能产生激动而使心脏暂时停止活动，称为窦性停搏或窦性静止。

一、病因

迷走神经张力增高、颈动脉窦过敏、高血钾；洋地黄、奎尼丁、乙酰胆碱等药物；也见于各种器质性心脏病、窦房结变性、纤维化导致窦房结功能障碍。

二、临床表现

临床症状轻重不一，轻者无症状或偶尔出现心搏暂停，严重者窦房结活动长时间停顿，心脏活动依靠下级起搏点维持。如果下级起搏点功能低下，则长时间心脏停搏，可出现头晕，近乎晕厥，短暂晕厥甚至阿-斯综合征。

三、心电图表现

(1)在正常的窦性心律中，突然出现较长时间的间歇，长间歇中无 P 波出现。

(2)间歇长短不等，前后 PP 距离与正常的 PP 距离不呈倍数关系。

(3)长间歇中往往出现交界性或室性逸搏心律，发作间歇心电图可无异常(图 4-2)。

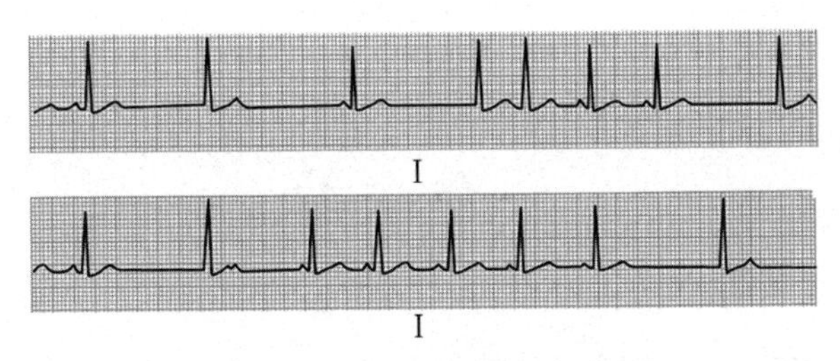

图 4-2 窦性停搏伴交界区逸搏

四、治疗

窦性停搏可以自然恢复正常或在活动后转为正常，也可引起猝死。有症状的窦性停搏，针对病因治疗，如停用有关药物，纠正高血钾。频繁出现时可用阿托品、麻黄碱或异丙肾上腺素治疗。有晕厥发作者或慢性窦房结病变者常需永久起搏器治疗。

第五章　心力衰竭

第一节　急性心力衰竭

急性心力衰竭(AHF)是临床医师面临的最常见的心脏急症之一。许多国家随着人口老龄化及急性心肌梗死患者存活率的升高，慢性心力衰竭患者的数量快速增长，同时也增加了心功能失代偿患者的数量。60%～70%的急性心力衰竭是由冠心病所致，尤其是在老年人。在年轻患者，急性心力衰竭的原因更多见于扩张型心肌病、心律失常、先天性或瓣膜性心脏病、心肌炎等。

急性心力衰竭患者预后不良。急性心肌梗死伴有严重心力衰竭患者病死率非常高，12 个月的病死率 30%。据报道，急性肺水肿院内病死率为 12%，1 年病死率 40%。

2008 年欧洲心脏病学会更新了急性和慢性心力衰竭指南。2010 年中华医学会心血管病分会公布了我国急性心力衰竭诊断和治疗指南。

一、急性心力衰竭的临床表现

急性心力衰竭是指由于心脏功能异常而出现的急性临床发作。无论既往有无心脏病病史，均可发生。心功能异常可以是收缩功能异常，亦可为舒张功能异常，还可以是心律失常或心脏前负荷和后负荷失调。它通常是致命的，需要紧急治疗。

急性心力衰竭可以在既往没有心功能异常者首次发病，也可以是慢性心力衰竭(CHF)的急性失代偿。急性心力衰竭患者的临床表现如下。

(一)基础心血管疾病的病史和表现

大多数患者有各种心脏病的病史,存在引起急性心力衰竭的各种病因。老年人中的主要病因为冠心病、高血压和老年性退行性心瓣膜病,而在年轻人中多由风湿性心瓣膜病、扩张型心肌病、急性重症心肌炎等所致。

(二)诱发因素

常见的诱因:①慢性心力衰竭药物治疗缺乏依从性;②心脏容量超负荷;③严重感染,尤其肺炎和败血症;④严重颅脑损害或剧烈的精神心理紧张与波动;⑤大手术后;⑥肾功能减退;⑦急性心律失常,如室性心动过速(室速)、心室颤动(室颤)、心房颤动(房颤)或心房扑动(房扑)伴快速心室率、室上性心动过速及严重的心动过缓等;⑧支气管哮喘发作;⑨肺栓塞;⑩高心排血量综合征,如甲状腺功能亢进危象、严重贫血等;⑪应用负性肌力药物如维拉帕米、地尔硫䓬、β受体阻滞剂等;⑫应用非甾体抗炎药;⑬心肌缺血;⑭老年急性舒张功能减退;⑮吸毒;⑯酗酒;⑰嗜铬细胞瘤。这些诱因使心功能原来尚可代偿的患者骤发心力衰竭,或者使已有心力衰竭的患者病情加重。

(三)早期表现

原来心功能正常的患者出现急性失代偿的心力衰竭(首发或慢性心力衰竭急性失代偿)伴有急性心力衰竭的症状和体征,出现原因不明的疲乏或运动耐力明显降低及心率增加 15～20 次/分,可能是左心功能降低的最早期征兆。继续发展可出现劳力性呼吸困难、夜间阵发性呼吸困难、睡觉需用枕头抬高头部等,检查可发现左心室增大、闻及舒张早期或中期奔马律、肺动脉第二心音亢进、两肺尤其肺底部有细湿啰音,还可有干啰音和哮鸣音,提示已有左心功能障碍。

(四)急性肺水肿

起病急骤,病情可迅速发展至危重状态。突发的严重呼吸困难、端坐呼吸、喘息不止、烦躁不安并有恐惧感,呼吸频率可达 30～50 次/分;频繁咳嗽并咯出大量粉红色泡沫样血痰;听诊心率快,心尖部常可闻及奔马律;双肺满布湿啰音和哮鸣音。

(五)心源性休克

主要表现如下。

(1)持续低血压,收缩压降至 12.0 kPa(90 mmHg)以下,或原有高血压的患者收缩压降幅≥8.0 kPa(60 mmHg),且持续 30 分钟以上。

(2)组织低灌注状态，可有：①皮肤湿冷、苍白和发绀，出现紫色条纹；②心动过速＞110 次/分；③尿量显著减少(＜20 mL/h)，甚至无尿；④意识障碍，常有烦躁不安、激动焦虑、恐惧和濒死感；收缩压低于 9.3 kPa(70 mmHg)，可出现抑制症状如神志恍惚、表情淡漠、反应迟钝，逐渐发展至意识模糊甚至昏迷。

(3)血流动力学障碍：肺毛细血管楔压(PCWP)≥2.4 kPa(18 mmHg)，心排血指数(CI)≤36.7 mL/(s · m^2)[≤2.2 L/(min · m^2)]。

(4)低氧血症和代谢性酸中毒。

二、急性心力衰竭严重程度分级

主要分级有 Killip 法(表 5-1)、Forrester 法(表 5-2)和临床程度分级(表 5-3)3 种。Killip 法主要用于急性心肌梗死患者，分级依据临床表现和胸部 X 线的结果。

表 5-1　急性心肌梗死的 Killip 法分级

分级	症状与体征
Ⅰ级	无心力衰竭
Ⅱ级	有心力衰竭，两肺中下部有湿啰音，占肺野下 1/2，可闻及奔马律。胸部 X 线片显示有肺淤血
Ⅲ级	严重心力衰竭，有肺水肿，细湿啰音遍布两肺(超过肺野下 1/2)
Ⅳ级	心源性休克、低血压[收缩压＜12.0 kPa(90 mmHg)]、发绀、出汗、少尿

注：1 mmHg＝0.133 kPa。

表 5-2　急性心力衰竭的 Forrester 法分级

分级	PCWP(mmHg)	CI[mL/(s · m^2)]	组织灌注状态
Ⅰ级	≤18	＞36.7	无肺淤血，无组织灌注不良
Ⅱ级	＞18	＞36.7	有肺淤血
Ⅲ级	＜18	≤36.7	无肺淤血，有组织灌注不良
Ⅳ级	＞18	≤36.7	有肺淤血，有组织灌注不良

注：PCWP，肺毛细血管楔压；CI，心排血指数，其法定单位[mL/(s · m^2)]与旧制单位[L/(min · m^2)]的换算因数为 16.67。1 mmHg＝0.133 kPa。

表 5-3　急性心力衰竭的临床程度分级

分级	皮肤	肺部啰音
Ⅰ级	干、暖	无
Ⅱ级	湿、暖	有
Ⅲ级	干、冷	无/有
Ⅳ级	湿、冷	有

Forrester分级依据临床表现和血流动力学指标，可用于急性心肌梗死后急性心力衰竭，最适用于首次发作的急性心力衰竭。临床程度的分类法适用于心肌病患者，它主要依据临床发现，最适用于慢性失代偿性心力衰竭。

三、急性心力衰竭的诊断

急性心力衰竭的诊断主要依据症状和临床表现，同时辅以相应的实验室检查，如心电图、胸片、生化标志物、多普勒超声心动图等，诊断的流程如图5-1所示。

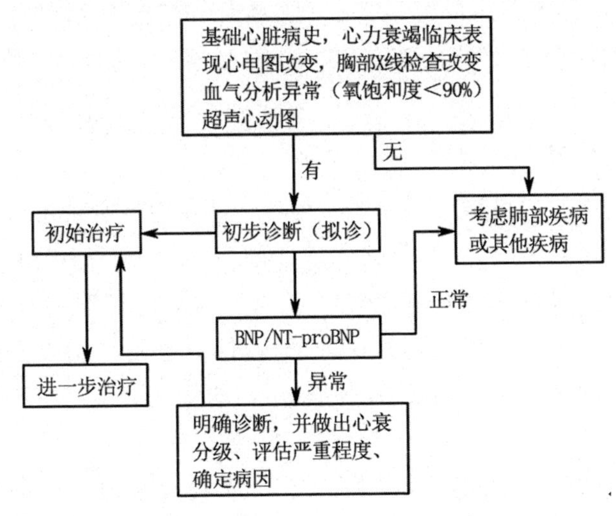

图5-1 急性心力衰竭的诊断流程

在急性心力衰竭患者，需要系统地评估外周循环、静脉充盈、肢端体温。

在心力衰竭失代偿时，右心室充盈压通常可通过中心静脉压评估。急性心力衰竭时中心静脉压升高应谨慎分析，因为在静脉顺应性下降合并右心室顺应性下降时，即便右心室充盈压很低也会出现中心静脉压的升高。

左心室充盈压可通过肺部听诊评估，肺部存在湿啰音常提示左心室充盈压升高。进一步的确诊、严重程度的分级及随后可出现的肺淤血、胸腔积液应进行胸片检查。左心室充盈压的临床评估常被迅速变化的临床征象所误导。应进行心脏的触诊和听诊，了解有无室性和房性奔马律（S_3、S_4）。

四、实验室检查及辅助检查

（一）心电图检查

急性心力衰竭时心电图多有异常改变。心电图可以辨别节律，可以帮助确定急性心力衰竭的病因及了解心室的负荷情况。这在急性冠脉综合征中尤为重要。

心电图还可了解左右心室/心房的劳损情况、有无心包炎及既往存在的病变如左右心室的肥大。心律失常时应分析12导联心电图，同时应进行连续的心电图监测。

(二)胸片及影像学检查

对于所有急性心力衰竭的患者，胸片和其他影像学检查宜尽早完成，以便及时评估已经存在的肺部和心脏病变(心脏的大小及形状)及肺淤血的程度。它不但可以用于明确诊断，还可用于了解随后的治疗效果。胸片还可用作左心衰竭的鉴别诊断，除外肺部炎症或感染性疾病。胸部CT或放射性核素扫描可用于判断肺部疾病和诊断大的肺栓塞。CT、经食管超声心动图可用于诊断主动脉夹层。

(三)实验室检查

急性心力衰竭时应进行一些实验室检查。动脉血气分析可以评估氧合情况(氧分压PaO_2)、通气情况(二氧化碳分压，$PaCO_2$)、酸碱平衡(pH)和碱缺失，在所有严重急性心力衰竭患者应进行此项检查。脉搏血氧测定及潮气末CO_2测定等无创性检测方法可以替代动脉血气分析，但不适用于低心排血量及血管收缩性休克状态。静脉血氧饱和度(如颈静脉内)的测定对于评价全身的氧供需平衡很有价值。

血浆脑钠尿肽(B型钠尿肽，BNP)是在心室室壁张力增加和容量负荷过重时由心室释放的，现在已用于急诊室呼吸困难的患者作为排除或确立心力衰竭诊断的指标。BNP对于排除心力衰竭有着很高的阴性预测价值。如果心力衰竭的诊断已经明确，升高的血浆BNP和N末端脑钠尿肽前体(NT-proBNP)可以预测预后。

(四)超声心动图检查

超声心动图对于评价基础心脏病变及与急性心力衰竭相关的心脏结构和功能改变是极其重要的，同时对急性冠脉综合征也有重要的评估值。

多普勒超声心动图应用于评估左右心室的局部或全心功能改变、瓣膜结构和功能、心包病变、急性心肌梗死的机械性并发症和比较少见的占位性病变。通过多普勒超声心动图测定主动脉或肺动脉的血流时速曲线可以估测心排血量。多普勒超声心动图还可估计肺动脉压力(三尖瓣反流射速)，同时可监测左心室前负荷。

(五)其他检查

在涉及与冠状动脉相关的病变，如不稳定型心绞痛或心肌梗死时，血管造影是非常重要的，现已明确血运重建能够改善预后。

五、急性心力衰竭患者的监护

急性心力衰竭患者应在进入急诊室后就尽快地开始监护，同时给予相应的诊断性检查以明确基础病因。

（一）无创性监护

在所有的危重患者，必须监测的项目有血压、体温、心率、呼吸、心电图。有些实验室检查应重复做，例如，电解质、肌酐、血糖及有关感染和代谢障碍的指标。必须纠正低钾或高钾血症。如果患者情况恶化，这些指标的监测频率也应增加。

1.心电监测

在急性失代偿阶段心电图的监测是必需的（监测心律失常和 ST 段变化），尤其是心肌缺血或心律失常是导致急性心力衰竭的主要原因时。

2.血压监测

开始治疗时维持正常的血压很重要，其后也应定时测量（如每 5 分钟测量 1 次），直到血管活性药、利尿药、正性肌力药剂量稳定时。在并无强烈的血管收缩和不伴有极快心率时，无创性自动袖带血压测量是可靠的。

3.血氧饱和度监测

脉搏血氧计是测量动脉氧与血红蛋白结合饱和度的无创性装置（SaO_2）。通常从联合血氧计测得的 SaO_2 的误差在 2%之内，除非患者处于心源性休克状态。

4.心排血量和前负荷

可应用多普勒超声的方法监测。

（二）有创性监测

1.动脉置管

置入动脉导管的指征是因血流动力学不稳定需要连续监测动脉血压或需进行多次动脉血气分析。

2.中心静脉置管

中心静脉置管联通了中心静脉循环，所以可用于输注液体和药物，也可监测中心静脉压（CVP）及静脉氧饱和度（SvO_2）（上腔静脉或右心房处），后者用以评估氧的运输情况。

在分析右心房压力时应谨慎，避免过分注重右心房压力，因为右心房压力几乎与左心房压力无关,因此也与急性心力衰竭时的左心室充盈压无关。CVP也会受到重度三尖瓣关闭不全及呼气末正压通气(PEEP)的影响。

3.肺动脉导管

肺动脉导管(PAC)是一种漂浮导管,用于测量上腔静脉(SVC)、右心房、右心室、肺动脉压力、肺毛细血管楔压及心排血量。现代导管能够半连续性地测量心排血量及混合静脉血氧饱和度、右心室舒张末容积和射血分数。

虽然置入肺动脉导管用于急性左心衰竭的诊断通常不是必需的,但对于伴发有复杂心肺疾病的患者,它可以用来鉴别是心源性机制还是非心源性机制。对于二尖瓣狭窄、主动脉瓣关闭不全、高气道压或左心室僵硬(如左心室肥厚、糖尿病、纤维化、使用正性肌力药、肥胖、缺血)的患者,肺毛细血管楔压并不能真实反映左心室舒张末压。

建议PAC用于对传统治疗未产生预期疗效的血流动力学不稳定的患者,及合并淤血和低灌注的患者。在这些情况下,置入肺动脉导管以保证左心室最恰当的液体负荷量,并指导血管活性药物和正性肌力药的使用。

六、急性心力衰竭的治疗

(一)临床评估

对患者均应根据上述各种检查方法及病情变化做出临床评估,包括:①基础心血管疾病;②急性心力衰竭发生的诱因;③病情的严重程度和分级,并估计预后;④治疗的效果。此种评估应多次和动态进行,以调整治疗方案。

(二)治疗目标

(1)控制基础病因和矫治引起心力衰竭的诱因:应用静脉和/或口服降压药物以控制高血压;选择有效抗生素控制感染;积极治疗各种影响血流动力学的快速性或缓慢性心律失常;应用硝酸酯类药物改善心肌缺血。糖尿病伴血糖升高者应有效控制血糖水平,又要防止出现低血糖。对血红蛋白含量<60 g/L的严重贫血者,可输注浓缩红细胞悬液或全血。

(2)缓解各种严重症状:①低氧血症和呼吸困难,采用不同方式的吸氧,包括鼻导管吸氧、面罩吸氧及无创或气管插管的呼吸机辅助通气治疗。②胸痛和焦虑,应用吗啡。③呼吸道痉挛,应用支气管解痉药物。④淤血症状,利尿药有助于减轻肺淤血和肺水肿,也可缓解呼吸困难。

(3)稳定血流动力学状态,维持收缩压≥12.0 kPa(90 mmHg),纠正和防止低血压可应用各种正性肌力药物。血压过高者的降压治疗可选择血管扩张药物。

(4)纠正水、电解质紊乱和维持酸碱平衡。

(5)保护重要脏器如肺、肾、肝和大脑,防止功能损害。

(6)降低死亡危险,改善近期和远期预后。

(三)急性心力衰竭的处理流程

急性心力衰竭确诊后,即按图 5-2 的流程处理。初始治疗后症状未获明显改善或病情严重者应行进一步治疗。

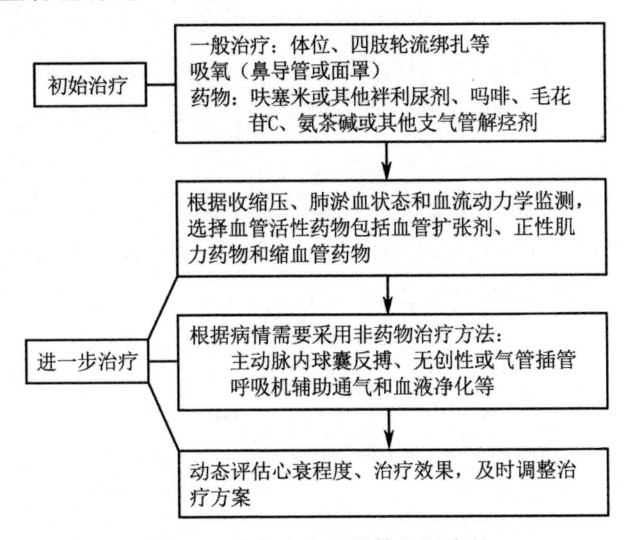

图 5-2 急性心力衰竭的处理流程

1.急性心力衰竭的一般处理

(1)体位:静息时明显呼吸困难者应半卧位或端坐位,双腿下垂以减少回心血量,降低心脏前负荷。

(2)四肢交换加压:四肢轮流绑扎止血带或血压计袖带,通常同一时间只绑扎三肢,每隔15～20 分钟轮流放松一肢。血压计袖带的充气压力应较舒张压低 1.3 kPa(10 mmHg),使动脉血流仍可顺利通过,而静脉血回流受阻。此法可降低前负荷,减轻肺淤血和肺水肿。

(3)吸氧:适用于低氧血症和呼吸困难明显(尤其指端血氧饱和度<90%)的患者。应尽早采用,使患者 SaO_2≥95%(伴 COPD 者 SaO_2>90%),可采用不同的方式。①鼻导管吸氧:低氧流量(1～2 L/min)开始,如仅为低氧血症,动脉血气分析未见 CO_2 潴留,可采用高流量给氧 6～8 L/min。酒精吸氧可使肺泡内的泡沫表面张力降低而破裂,改善肺泡的通气。方法是在氧气通过的湿化瓶中加

50%～70%乙醇或有机硅消泡剂，用于肺水肿患者。②面罩吸氧：适用于伴呼吸性碱中毒患者。必要时还可采用无创性或气管插管呼吸机辅助通气治疗。

(4)做好救治的准备工作：至少开放2条静脉通道，并保持通畅。必要时可采用深静脉穿刺置管，以随时满足用药的需要。血管活性药物一般应用微量泵泵入，以维持稳定的速度和正确的剂量。固定和维护好漂浮导管、深静脉置管、心电监护的电极和导联线、鼻导管或面罩、导尿管及指端无创血氧仪测定电极等。保持室内适宜的温度、湿度，灯光柔和，环境幽静。

(5)饮食：进易消化食物，避免一次大量进食，在总量控制下，可少量多餐(6～8次/天)。应用袢利尿药情况下不要过分限制钠盐摄入量，以避免低钠血症，导致低血压。利尿药应用时间较长的患者要补充多种维生素和微量元素。

(6)出入量管理：肺淤血、体循环淤血及水肿明显者应严格限制饮水量和静脉输液速度，对无明显低血容量因素(大出血、严重脱水、大汗淋漓等)者的每天摄入液体量一般宜在1 500 mL以内，不要超过2 000 mL。保持每天水出入量负平衡约500 mL/d，严重肺水肿者的水负平衡为1 000～2 000 mL/d，甚至可达3 000～5 000 mL/d，以减少水钠潴留和缓解症状。3～5天后，如淤血、水肿明显消退，应减少水负平衡量，逐渐过渡到出入水量大体平衡。在水负平衡下应注意防止发生低血容量、低血钾和低血钠等。

2.药物治疗

(1)急性心力衰竭时吗啡及其类似物的使用：吗啡一般用于严重急性心力衰竭的早期阶段，特别是患者不安和呼吸困难时。吗啡能够使静脉扩张，也能使动脉轻度扩张，并降低心率。应密切观察疗效和呼吸抑制的不良反应。伴明显和持续低血压、休克、意识障碍、COPD等患者禁忌使用。老年患者慎用或减量。也可应用哌替啶50～100 mg肌内注射。

(2)急性心力衰竭治疗中血管扩张药的使用：对大多数急性心力衰竭患者，血管扩张药常作为一线药，它可以用来开放外周循环，降低前及或后负荷。

1)酸酯类药物：急性心力衰竭时此类药在不减少每搏心排血量和不增加心肌氧耗情况下能减轻肺淤血，特别适用于急性冠状动脉综合征伴心力衰竭的患者。临床研究已证实，硝酸酯类静脉制剂与呋塞米合用治疗急性心力衰竭有效；应用大剂量硝酸酯类药物联合小剂量呋塞米的疗效优于单纯大剂量的利尿药。静脉应用硝酸酯类药物应十分小心滴定剂量，经常测量血压，防止血压过度下降。硝酸甘油静脉滴注起始剂量5～10 μg/min，每5～10分钟递增5～10 μg/min，最大剂量100～200 μg/min；亦可每10～15分钟喷雾一次(400 μg)，或舌下含服，每次 0.3～0.6 mg。硝酸异山梨酯静脉滴注剂量 5～10 mg/h，亦可舌下含服，每次2.5 mg。

2)硝普钠(SNP)：适用于严重心力衰竭。临床应用宜从小剂量 10 μg/min 开始，可酌情逐渐增加剂量至50～250 μg/min。由于其强效降压作用，应用过程中要密切监测血压，根据血压调整合适的维持剂量。长期使用时其代谢产物(硫代氰化物和氰化物)会产生毒性反应，特别是在严重肝肾衰竭的患者应避免使用。减量时，硝普钠应该缓慢减量，并加用口服血管扩张药，以避免反跳。急性心力衰竭时硝普钠的使用尚缺乏对照试验，而且在急性心肌梗死时使用，病死率增高。在急性冠脉综合征所致的心力衰竭患者，因为 SNP 可引起冠脉窃血，故在此类患者中硝酸酯类的使用优于硝普钠。

3)奈西立肽：这是一类新的血管扩张药肽类，近期被用以治疗急性心力衰竭。它是 BNP 的重组体，是一种内源性激素物质。它能够扩张静脉、动脉、冠状动脉，由此降低前负荷和后负荷，在无直接正性肌力的情况下增加心排血量。慢性心力衰竭患者输注奈西立肽对血流动力学产生有益的作用，可以增加钠排泄，抑制肾素-血管紧张素-醛固酮和交感神经系统。它和静脉使用硝酸甘油相比，能更有效地促进血流动力学改善，并且不良反应更少。该药临床试验的结果尚不一致。近期的两项研究(VMAC 和 PROACTION)表明，该药的应用可以带来临床和血流动力学的改善，推荐应用于急性失代偿性心力衰竭。国内一项Ⅱ期临床研究提示，该药较硝酸甘油静脉制剂能够更显著降低 PCWP，缓解患者的呼吸困难。应用方法：先给予负荷剂量 1.500 μg/kg，静脉缓慢推注，继以0.007 5～0.015 0 μg/(kg・min)静脉滴注；也可不用负荷剂量而直接静脉滴注。疗程一般 3 天，不建议超过 7 天。

4)乌拉地尔：该药具有外周和中枢双重扩血管作用，可有效降低血管阻力，降低后负荷，增加心排血量，但不影响心率，从而减少心肌耗氧量。适用于高血压心脏病、缺血性心肌病(包括急性心肌梗死)和扩张型心肌病引起的急性左心衰竭；可用于 CO 降低、PCWP＞2.4 kPa(18 mmHg)的患者。通常静脉滴注 100～400 μg/min，可逐渐增加剂量，并根据血压和临床状况予以调整。伴严重高血压者可缓慢静脉注射12.5～25.0 mg。

应用血管扩张药的注意事项：下列情况下禁用血管扩张药物：①收缩压＜12.0 kPa(90 mmHg)，或持续低血压并伴症状尤其有肾功能不全的患者，以避免重要脏器灌注减少；②严重阻塞性心瓣膜疾病患者，例如，主动脉瓣狭窄、二尖瓣狭窄患者，有可能出现显著的低血压，应慎用；③梗阻性肥厚型心肌病。

(3)急性心力衰竭时血管紧张素转化酶抑制剂(ACEI)的使用:ACEI 在急性心力衰竭中的应用仍存在诸多争议。急性心力衰竭的急性期、病情尚未稳定的患者不宜应用。急性心肌梗死后的急性心力衰竭可以试用,但须避免静脉应用,口服起始剂量宜小。在急性期病情稳定 48 小时后逐渐加量,疗程至少 6 周,不能耐受 ACEI 者可以应用 ARB。

在心排血量处于边缘状况时,ACEI 应谨慎使用,因为它可以明显降低肾小球滤过率。当联合使用非甾体抗炎药,及出现双侧肾动脉狭窄时,不能耐受 ACEI 的风险增加。

(4)利尿药使用注意事项如下。

1)适应证:急性心力衰竭和失代偿心力衰竭的急性发作,伴有液体潴留的情况是应用利尿药的指征。利尿药缓解症状的益处及其在临床上被广泛认可,无须再进行大规模的随机临床试验来评估。

2)作用效应:静脉使用袢利尿药也有扩张血管效应,在使用早期(5～30 分钟)它降低肺阻抗的同时也降低右心房压和肺毛细血管楔压。如果快速静脉注射大剂量(>1 mg/kg)时,就有反射性血管收缩的可能。它与慢性心力衰竭时使用利尿药不同,在严重失代偿性心力衰竭使用利尿药能使容量负荷恢复正常,可以在短期内减少神经内分泌系统的激活。特别是在急性冠脉综合征的患者,应使用低剂量的利尿药,最好已给予扩血管治疗。

3)实际应用:静脉使用袢利尿药(呋塞米、托拉塞米),它有强效快速的利尿效果,在急性心力衰竭患者优先考虑使用。在入院以前就可安全使用,应根据利尿效果和淤血症状的缓解情况来选择剂量。开始使用负荷剂量,然后继续静脉滴注呋塞米或托拉塞米,静脉滴注比一次性静脉注射更有效。噻嗪类和螺内酯可以联合袢利尿药使用,低剂量联合使用比高剂量使用一种药更有效,而且继发反应也更少。将袢利尿药和多巴酚丁胺、多巴胺或硝酸盐联合使用也是一种治疗方法,它比仅仅增加利尿药更有效,不良反应也更少。

4)不良反应、药物的相互作用:虽然利尿药可安全地用于大多数患者,但它的不良反应也很常见,甚至可威胁生命。它们包括:神经内分泌系统的激活,特别是肾素-血管紧张素-醛固酮系统和交感神经系统的激活;低血钾、低血镁和低氯性碱中毒可能导致严重的心律失常;可以产生肾毒性及加剧肾衰竭。过度利尿可过分降低静脉压、肺毛细血管楔压及舒张期灌注,由此导致每搏输出量和心排血量下降,特别见于严重心力衰竭和以舒张功能不全为主的心力衰竭或缺血所致的右心室功能障碍。

(5)β受体阻滞剂使用注意事项如下。

1)适应证和基本原理：目前尚无应用β受体阻滞剂治疗急性心力衰竭，改善症状的研究。相反，在急性心力衰竭时是禁止使用β受体阻滞剂的。急性心肌梗死后早期肺部啰音超过基底部的患者，及低血压患者均被排除在应用β受体阻滞剂的临床试验之外。急性心肌梗死患者没有明显心力衰竭或低血压，使用β受体阻滞剂能限制心肌梗死范围，减少致命性心律失常，并缓解疼痛。

2)当患者出现缺血性胸痛对阿片制剂无效、反复发生缺血、高血压、心动过速或心律失常时，可考虑静脉使用β受体阻滞剂。在Gothenburg美托洛尔研究中，急性心肌梗死后早期静脉使用美托洛尔或安慰剂，接着口服治疗3个月。美托洛尔组发展为心力衰竭的患者明显减少。如果患者有肺底部啰音的肺淤血征象，联合使用呋塞米，美托洛尔治疗可产生更好的疗效，降低病死率和并发症。

实际应用：当患者伴有明显急性心力衰竭，肺部啰音超过基底部时，应慎用β受体阻滞剂。对出现进行性心肌缺血和心动过速的患者，可以考虑静脉使用美托洛尔。

但是，对急性心肌梗死伴发急性心力衰竭患者，病情稳定后，应早期使用β受体阻滞剂。对于慢性心力衰竭患者，在急性发作稳定后(通常4天后)，应早期使用β受体阻滞剂。

在大规模临床试验中，比索洛尔、卡维地洛或美托洛尔的初始剂量很小，然后逐渐缓慢增加到目标剂量。应个体化增加剂量。β受体阻滞剂可能过度降低血压，减慢心率。一般原则是，在服用β受体阻滞剂的患者由于心力衰竭加重而住院，除非必须用正性肌力药物维持，否则应继续服用β受体阻滞剂。但如果疑为β受体阻滞剂剂量过大(如有心动过缓和低血压)时，可减量继续用药。

(6)正性肌力药：此类药物适用于低心排血量综合征，如伴症状性低血压或CO降低伴有循环淤血的患者，可缓解组织低灌注所致的症状，保证重要脏器的血液供应。血压较低和对血管扩张药物及利尿药不耐受或反应不佳的患者尤其有效。使用正性肌力药有潜在的危害性，因为它能增加耗氧量、增加钙负荷，所以应谨慎使用。

对于失代偿的慢性心力衰竭患者，其症状、临床过程和预后很大程度上取决于血流动力学。所以，改善血流动力学参数成为治疗的目的。在这种情况下，正性肌力药可能有效，甚至挽救生命。但它改善血流动力学参数的益处，部分被它增加心律失常的危险抵消了。而且在某些病例，由于过度增加能量消耗引起心肌缺血和心力衰竭的慢性进展。但正性肌力药的利弊比率，不同的药并不相同。

对于那些兴奋 β_1 受体的药物，可以增加心肌细胞胞内钙的浓度，可能有更高的危险性。有关正性肌力药用于急性心力衰竭治疗的对照试验研究较少，特别对预后的远期效应的评估更少。

1)洋地黄类：此类药物能轻度增加 CO 和降低左心室充盈压；对急性左心衰竭患者的治疗有一定帮助。一般应用毛花苷 C 0.2～0.4 mg 缓慢静脉注射，2～4 小时后可以再用 0.2 mg，伴快速心室率的房颤患者可酌情适当增加剂量。

2)多巴胺：小剂量＜2 μg/(kg·min)的多巴胺仅作用于外周多巴胺受体，直接或间接降低外周阻力。在此剂量下，对于肾脏低灌注和肾衰竭的患者，它能增加肾血流量、肾小球滤过率、利尿和增加钠的排泄，并增强对利尿药的反应。大剂量＞2 μg/(kg·min)的多巴胺直接或间接刺激 β 受体，增加心肌的收缩力和心排血量。当剂量＞5 μg/(kg·min)时，它作用于 α 受体，增加外周血管阻力。此时，虽然它对低血压患者很有效，但它对急性心力衰竭患者可能有害，因为它增加左心室后负荷，增加肺动脉压和肺阻力。

多巴胺可以作为正性肌力药[＞2 μg/(kg·min)]用于急性心力衰竭伴有低血压的患者。当静脉滴注低剂量≤2～3 μg/(kg·min)时，它可以使失代偿性心力衰竭伴有低血压和尿量减少的患者增加肾血流量，增加尿量。但如果无反应，则应停止使用。

3)多巴酚丁胺：多巴酚丁胺的主要作用在于通过刺激 β_1 受体和 β_2 受体产生剂量依赖性的正性变时、正性变力作用，并反射性地降低交感张力和血管阻力，其最终结果依个体而不同。小剂量时，多巴酚丁胺能产生轻度的血管扩张反应，通过降低后负荷而增加射血量。大剂量时，它可以引起血管收缩。心率通常呈剂量依赖性增加，但增加的程度弱于其他儿茶酚胺类药物。但在房颤的患者，心率可能增加到难以预料的水平，因为它可以加速房室传导。全身收缩压通常轻度增加，但也可能不变或降低。心力衰竭患者静脉滴注多巴酚丁胺后，观察到尿量增多，这可能是它提高心排血量而增加肾血流量的结果。

多巴酚丁胺用于外周低灌注(低血压，肾功能下降)伴或不伴有淤血或肺水肿、使用最佳剂量的利尿药和扩血管剂无效时。

多巴酚丁胺常用来增加心排血量。它的起始静脉滴注速度为 2～3 μg/(kg·min)，可以逐渐增加到 20 μg/(kg·min)。无须负荷量。静脉滴注速度根据症状、尿量反应或血流动力学监测结果来调整。它的血流动力学作用和剂量成正比，在静脉滴注停止后，它的清除也很快。

在接受 β 受体阻滞剂治疗的患者，需要增加多巴酚丁胺的剂量，才能恢复它的正性肌力作用。

单从血流动力学看，多巴酚丁胺的正性肌力作用增加了磷酸二酯酶抑制剂(PDEI)作用。PDEI 和多巴酚丁胺的联合使用能产生比单一用药更强的正性肌力作用。

长时间地持续静脉滴注多巴酚丁胺(24～48 小时以上)会出现耐药，部分血流动力学效应消失。长时间应用应逐渐减量。

静脉滴注多巴酚丁胺常伴有心律失常发生率的增加，可来源于心室和心房。这种影响呈剂量依赖性，可能比使用 PDEI 时更明显。在使用利尿药时应及时补钾。心动过速时使用多巴酚丁胺要慎重，多巴酚丁胺静脉滴注可以促发冠心病患者的胸痛。现在还没有关于急性心力衰竭患者使用多巴酚丁胺的对照试验，一些试验显示它增加不利的心血管事件。

4)PDEI：米力农和依诺昔酮是两种临床上使用的Ⅲ型 PDEI。在急性心力衰竭时，它们能产生明显的正性肌力、松弛性及外周扩血管效应，由此增加心排血量和搏出量，同时伴随有肺动脉压、肺毛细血管楔压的下降，全身和肺血管阻力下降。它在血流动力学方面，介于纯粹的扩血管剂(如硝普钠)和正性肌力药(如多巴酚丁胺)之间。因为它们的作用部位远离 β 受体，所以在使用 β 受体阻滞剂的同时，PDEI 仍能够保留其效应。

Ⅲ型 PDEI 用于低灌注伴或不伴有淤血，使用最佳剂量的利尿药和扩血管剂无效时应用。

当患者在使用 β 受体阻滞剂时，和/或对多巴酚丁胺没有足够的反应时，Ⅲ型PDEIs 可能优于多巴酚丁胺。

由于其过度的外周扩血管效应可引起的低血压，静脉推注较静脉滴注时更常见。有关 PDEI 治疗对急性心力衰竭患者的远期疗效目前数据尚不充分，但人们已提高了对其安全性的重视，特别是在缺血性心脏病患者。

5)左西孟旦：这是一种钙增敏剂，通过结合于心肌细胞上的肌钙蛋白 C 促进心肌收缩，还通过介导 ATP 敏感的钾离子通道而发挥血管舒张作用和轻度抑制磷酸二酯酶的效应。其正性肌力作用独立于 β 肾上腺素能刺激，可用于正接受 β 受体阻滞剂治疗的患者。左西孟旦的乙酰化代谢产物，仍然具有药理活性，半衰期约 80 小时，停药后作用可持续 48 小时。

临床研究表明，急性心力衰竭患者应用本药静脉滴注可明显增加 CO 和每搏输出量，降低 PCWP、全身血管阻力和肺血管阻力；冠心病患者不会增加病死率。用法：首剂 12～24 μg/kg 静脉注射(＞10 分钟)，继以 0.1 μg/(kg · min)静脉滴注，可酌情减半或加倍。对于收缩压<13.3 kPa(100 mmHg)的患者，不需要负荷剂量，可直接用维持剂量，以防止发生低血压。

在比较左西孟旦和多巴酚丁胺的随机对照试验中，已显示左西孟旦能改善呼吸困难和疲劳等症状，并产生很好的结果。不同于多巴酚丁胺的是，当联合使用β受体阻滞剂时，左西孟旦的血流动力学效应不会减弱，甚至会更强。

在大剂量使用左西孟旦静脉滴注时，可能会出现心动过速、低血压，对收缩压<11.3 kPa(85 mmHg)的患者不推荐使用。在与其他安慰剂或多巴酚丁胺比较的对照试验中显示，左西孟旦并没有增加恶性心律失常的发生率。

3.非药物治疗

(1)IABP：临床研究表明，这是一种有效改善心肌灌注同时又降低心肌耗氧量和增加CO的治疗手段。

IABP的适应证：①急性心肌梗死或严重心肌缺血并发心源性休克，且不能由药物治疗纠正；②伴血流动力学障碍的严重冠心病(如急性心肌梗死伴机械并发症)；③心肌缺血伴顽固性肺水肿。

IABP的禁忌证：①存在严重的外周血管疾病；②主动脉瘤；③主动脉瓣关闭不全；④活动性出血或其他抗凝禁忌证；⑤严重血小板缺乏。

(2)机械通气。急性心力衰竭者行机械通气的指征：①出现心跳呼吸骤停而进行心肺复苏时；②合并Ⅰ型或Ⅱ型呼吸衰竭。机械通气的方式有下列两种。

1)无创呼吸机辅助通气：这是一种无须气管插管、经口/鼻面罩给患者供氧、由患者自主呼吸触发的机械通气治疗。分为持续气道正压通气(CPAP)和双相间歇气道正压通气(BiPAP)两种模式。

作用机制：通过气道正压通气可改善患者的通气状况，减轻肺水肿，纠正缺氧和CO_2潴留，从而缓解Ⅰ型或Ⅱ型呼吸衰竭。

适用对象：Ⅰ型或Ⅱ型呼吸衰竭患者经常规吸氧和药物治疗仍不能纠正时应及早应用。主要用于呼吸频率≤25次/分、能配合呼吸机通气的早期呼吸衰竭患者。在下列情况下应用受限：不能耐受和合作的患者、有严重认知障碍和焦虑的患者、呼吸急促(频率>25次/分)、呼吸微弱和呼吸道分泌物多的患者。

2)气道插管和人工机械通气：应用指征为心肺复苏时、严重呼吸衰竭经常规治疗不能改善者，尤其是出现明显的呼吸性和代谢性酸中毒并影响到意识状态的患者。

(3)血液净化治疗要点如下。

1)机制：此法不仅可维持水、电解质和酸碱平衡，稳定内环境，还可清除尿毒症毒素(肌酐、尿素、尿酸等)、细胞因子、炎症介质及心脏抑制因子等。治疗中的物质交换可通过血液滤过(超滤)、血液透析、连续血液净化和血液灌流等来完成。

2)适应证:本法对急性心力衰竭有益,但并非常规应用的手段。出现下列情况之一时可以考虑采用:①高容量负荷如肺水肿或严重的外周组织水肿,且对袢利尿药和噻嗪类利尿药抵抗;②低钠血症(血钠<110 mmol/L)且有相应的临床症状,如神志障碍、肌张力减退、腱反射减弱或消失、呕吐及肺水肿等,在上述两种情况应用单纯血液滤过即可;③肾功能进行性减退,血肌酐>500 μmol/L 或符合急性血液透析指征的其他情况。

3)不良反应和处理:建立体外循环的血液净化均存在与体外循环相关的不良反应,如生物不相容、出血、凝血、血管通路相关并发症、感染、机器相关并发症等。应避免出现新的内环境紊乱,连续血液净化治疗时应注意热量及蛋白的丢失。

(4)心室机械辅助装置:急性心力衰竭经常规药物治疗无明显改善时,有条件的可应用此种技术。此类装置有体外膜肺氧合(ECMO)、心室辅助泵(如可置入式电动左心辅助泵、全人工心脏)。根据急性心力衰竭的不同类型,可选择应用心室辅助装置,在积极纠治基础心脏病的前提下,短期辅助心脏功能,可作为心脏移植或心肺移植的过渡。ECMO 可以部分或全部代替心肺功能。临床研究表明,短期循环呼吸支持(如应用 ECMO)可以明显改善预后。

第二节 舒张性心力衰竭

心力衰竭是一个包括多种病因和发病机制的临床综合征。其中,舒张性心力衰竭(DHF)是近 20 年才得到研究和认识的一类心力衰竭。其主要特点是,有典型的心力衰竭的临床症状、体征和实验室检查证据(如胸部 X 线检查肺淤血表现),而超声心动图等影像检查显示左心室射血分数(LVEF)正常,并除外了瓣膜病和单纯右心衰竭。研究发现,DHF 患者约占所有心力衰竭患者的 50%。与收缩性心力衰竭(SHF)比较,DHF 有更长的生存期,而且两者的治疗措施不尽相同。

一、病因特点

DHF 通常发生于年龄较大的患者,女性比男性发病率和患病率更高。最常发生于高血压患者，特别是有严重心肌肥厚的患者。冠心病也是常见病因，特别是由一过性缺血发作造成的可逆性损伤及急性心肌梗死早期，心肌顺应性急剧下降，左心室舒张功能损害。DHF 还见于肥厚型心肌病、糖尿病性心肌病、心内膜弹力纤维增生症、浸润型心肌病（如心肌淀粉样变性）等。DHF 急性发生常由血压短期内急性升高和快速心率的心房颤动发作引起。DHF 与 SHF 可以合并存在，这种情况见于冠心病心力衰竭，既可以因心肌梗死造成的心肌丧失或急性缺血发作导致心肌收缩力急剧下降而致 SHF，也可以由非扩张性的纤维瘢痕替代了正常的可舒张心肌组织，心室的顺应性下降而引起 DHF。长期慢性 DHF 的患者，如同 SHF 患者一样，逐渐出现劳动耐力、生活质量下降。瓣膜性心脏病同样会引起左心室舒张功能异常，特别是在瓣膜病的早期，表现为舒张时间延长，心肌僵硬度增加，甚至换瓣术后的部分患者，舒张功能不全也会持续数年之久，即使此刻患者的收缩功能正常。通常所说的 DHF 是不包括瓣膜性心脏病等的单纯 DHF。

二、病理生理特点

心脏的舒张功能取决于心室肌的主动松弛和被动舒张的特性。被动舒张特性的异常通常是由心脏的质量增加和心肌内的胶原网络变化共同导致的，心肌主动松弛性的异常与各种原因造成的细胞内钙离子调节异常有关。其结果是心肌的顺应性下降，左心室充盈时间变化，左心室舒张末压增加，表现为左心室舒张末压力与容量的关系曲线变得更加陡直。在这种情况下，中心血容量、静脉张力或心房僵硬度的轻度增加，或它们共同增加即可导致左心房或肺静脉压力骤然增加，甚至引起急性肺水肿。

心率对舒张功能有明显影响，心率增快时心肌耗氧量增加，同时使冠状动脉灌注时间缩短，即使在没有冠心病的情况下，也可引起缺血性舒张功能不全。心率过快时舒张期缩短，使心肌松弛不完全，心室充盈压升高，产生舒张功能不全。

舒张功能不全时的血流动力学改变和代偿机制：舒张功能不全时舒张中晚期左心室内压力升高，左心室充盈受限，虽然射血分数正常，但每搏输出量降低，心排血量减少。左心房代偿性收缩增强，以增加左心室充盈。长期代偿结果是左心房内压力增加，左心房逐渐扩大，到一定程度时发生心房颤动。在前、后负荷突然增加，急性应激，快速房颤等使左心室充盈压突然升高时，发生急性失代偿心力衰竭，出现急性肺淤血、水肿，表现出急性心力衰竭的症状和体征。

舒张功能不全的患者，不论有无严重的心力衰竭临床表现，其劳动耐力均是下降的，主要有两个原因：一是左心室舒张压和肺静脉压升高，导致肺的顺应性下降，这可引起呼吸做功增加或呼吸困难的症状；二是运动时心排血量不能充分代偿性增加，结果导致下肢和辅助呼吸肌的显著乏力。这一机制解释了较低的运动耐力和肺毛细血管楔压(PCWP)变化之间的关系。

三、临床表现

舒张性心力衰竭的临床表现与收缩性心力衰竭近似，主要为肺循环淤血和体循环淤血的症状和体征，如劳动耐力下降，劳力性呼吸困难，夜间阵发性呼吸困难，颈静脉怒张，淤血性肝大和下肢水肿等。胸部X线片可显示肺淤血，甚至肺水肿的改变。超声心动图显示 LVEF＞50％和左心室舒张功能减低的证据。

四、诊断

对于有典型的心力衰竭的临床表现，而超声心动图显示左心室射血分数正常(LVEF＞50％)或近乎正常(LVEF 40％～50％)的患者，在除外了瓣膜性心脏病、各种先天性心脏病、各种原因的肺心病、高动力状态的心力衰竭(严重贫血、甲状腺功能亢进、动静脉瘘等)、心脏肿瘤、心包缩窄或压塞等疾病后，可初步诊断为舒张性心力衰竭，并在进一步检查获得左心室舒张功能不全的证据后，确定舒张性心力衰竭的诊断。

超声心动图在心力衰竭的诊断中起着重要的作用，因为物理检查、心电图、胸部X线片等都不能够提供用于鉴别收缩或舒张功能不全的证据。超声心动图所测的左心室射血分数正常(LVEF＞50％)或近乎正常(LVEF 40％～50％)是诊断 DHF 的必需条件。超声心动图能够简便、快速地用于鉴别诊断，如明确是否有急性二尖瓣、主动脉瓣反流或缩窄性心包炎等。

多普勒超声能够测量心内的血流速度，这有助于评价心脏的舒张功能。在正常窦性心律条件下，穿过二尖瓣的血流频谱从左心房到左心室有两个波形，E波：反映左心室舒张早期充盈；A波：反映舒张晚期心房的收缩。因为跨二尖瓣的血流速度有赖于二尖瓣的跨瓣压差，E波的速率受到左心室性期前收缩期舒张和左心房压力的影响。而且，研究发现，仅在轻度舒张功能不全时可以看出E/A＜1，一旦患者的舒张功能达到中度或严重损害，则由于左心房压的显著升高，其超声的表现仍为E/A＞1，近似于正常的图像。由此也可以看出，二尖瓣标准的血流模式对容量状态(特别是左心房压)极度敏感，但是这一速率的变化图像还是能够部分反映左心室的舒张功能(特别是在轻度左心室舒张功能减低时)。其他评价舒张功能的无创检测方法有：多普勒超声评价由肺静脉到左心房的血流状态,组织多普勒显像能够直接测定心肌长度的变化速率。而对于缺血性心脏病患者,心导管技术则可以反映左心室充盈压的增高,在实际应用中,更适合于由心绞痛发作诱发的心力衰竭患者的评价。

DHF 的诊断标准目前还不完全统一。美国心脏病学会和美国心脏病协会(ACC/AHA)建议的诊断标准是:有典型的心力衰竭症状和体征,同时超声心动图显示患者没有心脏瓣膜异常,左心室射血分数正常。欧洲心脏病学会建议 DHF 的诊断应当符合下面 3 个条件:①有心力衰竭的证据;②左心室收缩功能正常或轻度异常;③左心室松弛、充盈、舒张性或舒张僵硬度异常的证据。欧洲心力衰竭工作组和ACC/AHA使用的术语"舒张性心力衰竭"有别于广义的"有正常射血分数的心力衰竭",后者包括了急性二尖瓣反流和其他原因的循环充血状态。

在实际工作中,临床医师诊断 DHF 时常常面临挑战。主要是要取得心力衰竭的临床证据,其中,胸片在肺水肿的诊断中有很高的价值。血浆 BNP 和 NT-proBNP的检测也有重要诊断价值,心源性呼吸困难患者的血浆 BNP 水平升高,尽管有资料显示,DHF 患者的 BNP 水平增加不如 SHF 患者的增加显著。

五、治疗

DHF 的治疗目的同其他各种心力衰竭,即缓解心力衰竭的症状,减少住院次数,增加运动耐量,改善生活质量和预后。治疗措施也同其他心力衰竭,包括三方面的内容:①对症治疗,缓解肺循环和体循环淤血的症状和体征。②针对病因和诱因的治疗,即积极治疗导致 DHF 的危险因素或原发病,如高血压、左心室肥厚、冠心病、心肌缺血、糖尿病及心动过速等,对阻止或延缓 DHF 的进展至关重要。③针对病理生理机制的治疗。在具体的治疗方法上 DHF 有其自己的特点。

(一)急性期治疗

在急性肺水肿时,可以给予氧疗(鼻导管或面罩吸氧)、吗啡、静脉用利尿药和硝酸甘油。需要注意的是,对于 DHF 患者过度利尿可能会导致严重的低血压,因为 DHF 时左心室舒张压与容量的关系呈一个陡直的曲线。如果有严重的高血压,则有必要使用硝普钠等血管活性药物。如果有缺血发作,则使用硝酸甘油和相关的药物治疗。心动过速能够导致心肌耗氧量增加和降低冠状动脉的灌注时间,容易导致心肌缺血,即使在非冠心病患者;还可因缩短了舒张时间而使左心室的充盈受损,所以,在舒张功能不全的患者,快心室率的心房颤动常常会导致肺水肿和低血压,在一些病例中需要进行紧急心脏电复律。预防心动过速的发生或降低患者的心率，可以积极应用β受体阻滞剂（如比索洛尔、美托洛尔和卡维地洛）或非二氢吡啶类钙通道阻滞剂（如地尔硫䓬），剂量依据患者的心率和血压调整，这点与SHF时不同，因为SHF时β受体阻滞剂要谨慎应用、逐渐加量，并禁用非二氢吡啶类钙通道阻滞剂。对大多数DHF患者，无论在急性期与慢性期都不能从正性肌力药物治疗中获益。重组人脑钠尿肽（rh-BNP）是近年来用于治疗急性心力衰竭疗效显著的药物，它具有排钠利尿和扩展血管的作用，对那些急性发作或加重的SHF的临床应用收到了肯定的疗效。但对DHF的临床研究尚不多。从药理作用上看，它有促进心肌早期舒张的作用，加上排钠利尿、减轻肺淤血的作用，对DHF的急性发作可收到显著效果。

（二）长期药物治疗

1.血管紧张素转化酶抑制剂（ACEI）和血管紧张素Ⅱ受体阻断药（ARB）

ACEI和ARB不但可降低血压，而且对心肌局部的RAAS也有直接的作用，可减轻左心室肥厚，改善心肌松弛性。非常适合用于治疗高血压合并的DHF，在血压降低程度相同时，ACEI和ARB减轻心肌肥厚的程度优于其他抗高血压药物。

2.β受体阻滞剂

β受体阻滞剂具有降低心率和负性肌力作用。对左心室舒张功能障碍有益的机制可能是：①降低心率可使舒张期延长，改善左心室充盈，增加舒张期末容积。②负性肌力作用可降低耗氧量，改善心肌缺血及心肌活动的异常非均一性。③抑制交感神经的血管收缩作用，降低心脏后负荷，也可改善冠状动脉的灌注。④能阻止通过儿茶酚胺引起的心肌损害和灶性坏死。已有研究证明，此类药物可使左心室容积-压力曲线下移，具有改善左心室舒张功能的作用。

目前认为，β受体阻滞剂对改善舒张功能最主要的作用来自减慢心率和延长舒张期。在具体应用时可以根据患者的具体情况选择较大的初始剂量和较快地增加剂量。这与SHF有明显的不同。在SHF患者，β-受体阻断药的机制是长期应用后上调β-受体，改善心肌重塑，应从小剂量开始，剂量调整常需要2～4周。应用β受体阻滞剂时一般将基础心率维持在60～70次/分。

3.钙通道阻滞剂

可减低细胞质内钙浓度，改善心肌的舒张和舒张期充盈，并能减轻后负荷和心肌肥厚，在扩张血管降低血压的同时可改善心肌缺血，维拉帕米和地尔硫䓬等还可通过减慢心率而改善心肌的舒张功能。因此在DHF的治疗中，钙通道阻滞剂发挥着重要的作用。这与SHF不同，由于钙通道阻滞剂有一定程度的负性肌力作用而不宜应用于 SHF 的治疗。

4.利尿药

通过利尿能减轻水钠潴留,减少循环血量,降低肺及体循环静脉压力,改善心力衰竭症状。当舒张性心力衰竭为代偿期时,左心房及肺静脉压增高虽为舒张功能障碍的结果,但同时也是其重要的代偿机制,可以缓解因心室舒张期充盈不足所致的舒张期末容积不足和心排血量的减少,从而保证全身各组织的基本血液供应。如此时过量使用利尿药,可能加重已存在的舒张功能不全,使其由代偿转为失代偿。当 DHF 患者出现明显充血性心力衰竭的临床表现并发生肺水肿时,利尿药则可通过减少部分血容量使症状得以缓解。

5.血管扩张药

由于静脉血管扩张药能扩张静脉,使回心血量及左心室舒张期末容积减小,故对代偿期 DHF 可能进一步降低心排血量;而对容量负荷显著增加的失代偿期患者,可减轻肺循环、体循环压力,缓解充血症状。动脉血管扩张药能有效地降低心脏后负荷,对周围血管阻力增加的患者(如高血压心脏病)可能有效改善心室舒张功能,但对左心室流出道梗阻的肥厚型心肌病患者可能加重梗阻,使心排血量进一步减少。因此,扩张剂的应用应结合实际病情并慎重应用。

6.正性肌力药物

由于单纯 DHF 患者的左心室射血分数通常正常,因而正性肌力药物没有应用的指征,而且有使舒张性心功能不全恶化的危险,尤其是在老年急性失代偿 DHF 患者中。例如,洋地黄类药物通过抑制Na^+-K^+-ATP酶,并通过 Na^+-Ca^{2+}交换的机制增加细胞内钙离子浓度,在心脏收缩期增加能量需求,而在心脏舒张期增加钙负荷,可能会促进舒张功能不全的恶化。DIG 研究的数据也显示,在使用地高辛过程中,与心肌缺血及室性心律失常相关的终点事件增加。对于那些伴有快室率房颤的 DHF 患者,应用洋地黄是有指征也有益处的。因为可以通过控制心室率改善肺充血及心排血量。

7.抗心律失常药物

心律失常,特别是快速性心律失常对 DHF 患者的血流动力学常产生很大影响,故预防心律失常的发生对 DHF 患者有重要意义:①快速心律失常增加心肌氧耗,减少冠状动脉供血时间,从而可诱发心肌缺血,加重 DHF,在左心室肥厚者尤为重要;②舒张期缩短使心肌舒张不完全,导致舒张期心室内容量相对增加;③DHF患者,左心室舒张速度和心率呈相对平坦甚至负性关系,当心率增加时,舒张速度不增加甚至减慢,从而引起舒张末期压力增加。因此当 DHF 患者伴有心律失常时,应根据其不同的病因和病情特点来选用抗心律失常药物。

8.其他药物

抑制心肌收缩的药物如丙吡胺,具有较强的负性肌力作用,可用于左心室流出道梗阻的肥厚型心肌病。此药缩短射血时间,增加心排血量,降低左心室舒张期末压。多数患者长期服用此药有效。丙吡胺的另一个作用是抗心律失常,而严重肥厚型心肌病患者,尤其是静息时有流出道梗阻者,常有心律失常,此时用丙吡胺可达到一举两得的效果。

目前,尚无充分的随机临床试验来评价不同药物对慢性心力衰竭或其他心血管事件的疗效,也没有充分的证据说明某一单药或某一组药物比其他的优越。已经建议,将那些有生物学效应的药物用于 DHF 的治疗,治疗心动过速和心肌缺血,如β受体阻滞剂或非二氢吡啶类钙通道阻滞剂;逆转左心室重塑,如利尿药和血管紧张素转化酶抑制剂;减轻心肌纤维化,如螺内酯;阻断肾素-血管紧张素-醛固酮系统的药物能够产生这样一些生物学效应,还需要更多的资料来说明这些生物学效应能够降低心力衰竭的危险。

总之,在现阶段,对于 DHF 的发病机制、病理生理、直到诊断和治疗还需要有更多的临床试验和实验证据来不断完善。

第三节 慢性收缩性心力衰竭

慢性收缩性心力衰竭传统称之为充血性心力衰竭,是指心脏由于收缩和舒张功能严重低下或负荷过重,使泵血明显减少,不能满足全身代谢需要而产生的临床综合征,出现动脉系统供血不足和静脉系统淤血甚至水肿,伴有神经内分泌系统激活的表现。心力衰竭根据其产生机制可分为收缩功能(心室泵血功能)衰竭和舒张功能(心室充盈功能)衰竭两大类;根据病变的解剖部位可分为左心衰竭、右心衰竭和全心衰竭;根据心排血量(CO)高低可分为低心排血量心力衰竭和高心排血量心力衰竭;根据发病情况可分为急性心力衰竭和慢性心力衰竭。临床上为了评价心力衰竭的程度和疗效,将心功能分为 4 级,即纽约心脏病协会(NYHA)心功能分级如下。

Ⅰ级:体力活动不受限制。日常活动不引起过度乏力、呼吸困难和心悸。

Ⅱ级:体力活动轻度受限。休息时无症状,日常活动即引起乏力、心悸、呼吸困难。

Ⅲ级:体力活动明显受限。休息时无症状,轻于日常活动即可引起上述症状。

Ⅳ级:体力活动完全受限。不能从事任何体力活动,休息时亦有症状,稍有体力活动即加重。

其中,心功能Ⅱ、Ⅲ、Ⅳ级临床上分别代表轻、中、重度心力衰竭,而心功能Ⅰ级可见于心脏疾病所致左心室收缩功能低下(LVEF≤40%)而临床无症状者,也可以是心功能完全正常的健康人。

一、左心衰竭

左心衰竭是指由于左心室心肌病变或负荷增加引起的心力衰竭。通常是由于大面积心肌急慢性损伤、缺血和/或梗死产生心室重塑致左心室进行性扩张伴收缩功能进行性(或急性)降低所致,临床以动脉系统供血不足和肺淤血甚至肺水肿为主要表现。心功能代偿时,症状较轻,可慢性起病,急性失代偿时症状明显加重,通常起病急骤,在有(或无)慢性心力衰竭基础上突发急性左心衰竭肺水肿。病理生理和血流动力学特点为每搏输出量(SV)和心排血量(CO)明显降低,肺毛细血管楔压(PCWP)或左心室舒张末压(LVEDP)异常升高[≥3.3 kPa(25 mmHg)],伴交感神经系统和肾素-血管紧张素-醛固酮系统(RAAS)为代表的神经内分泌系统的激活。高心排血量心力衰竭时SV、CO不降低。

(一)病因

(1)冠状动脉粥样硬化性心脏病(简称冠心病),大面积心肌缺血、梗死或顿抑,或反复多次小面积缺血、梗死或顿抑,或慢性心肌缺血冬眠时。

(2)高血压心脏病。

(3)中、晚期心肌病。

(4)重症心肌炎。

(5)中、重度心脏瓣膜病如主动脉瓣和/或二尖瓣的狭窄和/或关闭不全。

(6)中、大量心室或大动脉水平分流的先天性或后天性心脏病如室间隔缺损、破裂、穿孔、主肺动脉间隔缺损、动脉导管未闭(PDA)和主动脉窦瘤破裂。

(7)高动力性心脏病,如甲亢、贫血、脚气病和动静脉瘘。

(8)急性肾小球肾炎和输液过量等。

(9)大量心包积液心脏压塞时(属"极度"的舒张性心力衰竭范畴)。

(10)严重肺动脉高压或合并急性肺栓塞,右心室压迫左心室致左心室充盈受阻时(也属“极度”舒张性心力衰竭范畴)。

(二)临床表现

1.症状

呼吸困难是左心衰竭的主要症状,是由于肺淤血或肺水肿所致。程度由轻至重表现为:轻度时活动中气短乏力、不能平卧或平卧后咳嗽,咳白色泡沫痰,坐起可减轻或缓解;重度时夜间阵发性呼吸困难、端坐呼吸、心源性哮喘和急性肺水肿。急性肺水肿时多伴咳粉红色泡沫痰或咯血(二尖瓣狭窄时),易致低氧血症和 CO_2 潴留而并发呼衰,同时伴随心悸、头晕、嗜睡(CO_2 潴留时)或烦躁等体循环动脉供血不足的症状,严重时可发生休克、晕厥甚至猝死。

2.体征

轻中度时,高枕卧位。出汗多、面色苍白、呼吸增快、血压升高、心率增快(≥100 次/分)、心脏扩大,第一心音减弱、心尖部可闻及 S_3 奔马律,肺动脉瓣区第二心音亢进,若有瓣膜病变可闻及二尖瓣、主动脉瓣和三尖瓣区的收缩期或舒张期杂音。两肺底或满肺野可闻及细湿啰音或水泡音;吸气时明显,呼气时可伴哮鸣音(心源性哮喘时)。慢性左心衰竭患者可伴有单侧或双侧胸腔积液和双下肢水肿。脉细速,可有交替脉,严重缺氧时肢端可有发绀。严重急性失代偿左心衰竭时端坐呼吸、大汗淋漓、焦虑不安、呼吸急促(>30 次/分);两肺满布粗湿啰音或水泡音(肺水肿时)伴口吐鼻喷粉红色泡沫痰,初起时常伴有哮鸣音,甚至有哮喘(心源性哮喘时)存在。血压升高或降低甚至休克,此时病情非常危重,只有紧急抢救才有望成功。稍有耽搁,患者就可能随时死亡。

(三)实验室检查

1.心电图检查

窦性心动过速,可见二尖瓣 P 波、V_1 导联 P 波终末电势增大和左心室肥大劳损等反映左心房、左心室肥厚,扩大及与所患心脏病相应的变化;可有左、右束支传导阻滞和室内传导阻滞;急性、陈旧性梗死或心肌大面积严重缺血,及多种室性或室上性心律失常等表现。少数情况下,上述心电图表现可不特异。

2.X 线胸片检查

心影增大,心胸比例增加,左心房、左心室或全心扩大,尤其是肺淤血、间质性肺水肿(Kerley B 线、叶间裂积液)和肺泡性肺水肿,是诊断左心衰竭的重要依据。慢性心力衰竭时可有上、下腔静脉影增宽,及胸腔积液等表现。

3.超声多普勒心动图检查

可见左心房、室扩大或全心扩大,或有左心室室壁瘤存在;左心室整体或节段性收缩运动严重低下，LVEF 严重降低（≤40%）；左心室壁厚度可变薄或增厚。有病因诊断价值；重度心力衰竭时，反映 SV 的主动脉瓣区的血流频谱也降低；也可发现二尖瓣或主动脉瓣严重狭窄或反流，或在心室或大动脉水平的心内分流，或大量心包积液，或严重肺动脉高压巨大右心室压迫左心室等左心衰竭时的解剖和病理生理基础，对左心衰竭有重要的诊断和鉴别诊断价值。

4.血气分析

早期可有低氧血症伴呼吸性碱中毒（过度通气），后期可伴呼吸性酸中毒（CO_2 潴留）。血常规、生化全套和心肌酶学可有明显异常，或正常范围。

（四）诊断和鉴别诊断

依据临床症状、体征、结合胸部 X 线片有典型肺淤血和肺水肿的征象伴心影增大及超声心动图左心室扩大（内径≥55 mm）和 LVEF 降低（<40%）典型改变，诊断慢性左心衰竭和急性左心衰竭并不难；难的是对慢性左心衰竭的病因诊断，特别是对“扩张型”心肌病的病因诊断，需确定原发性、缺血性、高血压性、酒精性、围生期、心动过速性、药物性、应激性、心肌致密化不全和右心室致心律失常性心肌病等病因。通过结合病史、心电图、超声心动图、核素心肌显像、心脏 CT 和磁共振成像（MRI）等影像检查综合分析和判断，多能够鉴别。心内膜心肌活检对此帮助不大。同时，也可确定或除外“肥厚型”和“限制型”心肌病的诊断。

心源性哮喘与肺源性哮喘的鉴别十分重要，不可回避。根据肺内“水”与“气”的差别，可在肺部叩诊、胸部 X 线片和湿啰音“有或无”上充分显现，加上病史不同，可得以鉴别。

（五）治疗

急性左心衰竭通常起病急骤，病情危重而变化迅速，需给予紧急处理。治疗目标是迅速纠正低氧和异常血流动力学状态；消除肺淤血、肺水肿；增加 SV、CO，从而增加动脉系统供血。治疗原则为加压给纯氧、静脉给予吗啡、利尿、扩血管（包括连续舌下含服硝酸甘油 2～3 次）和强心。

经过急救处理，多数患者病情能迅速有效控制，并在半小时左右渐渐平稳，呼吸困难减轻，增快心率渐减慢，升高的血压缓缓降至正常范围，两肺湿啰音渐减少或消失，血气分析恢复正常范围，直到 30 分钟左右可排尿 500～1 000 mL。病情平稳后，治疗诱因，防止反弹，继续维持上述治疗并调整口服药（参照慢性左心衰竭的治疗方案），继续心电、血压和血氧饱和度监测，必要时选用抗生素预防肺部感染。最终应治疗基础心脏病。

慢性左心衰竭的治疗参见全心衰竭治疗。

二、右心衰竭

右心衰竭是由于右心室病变或负荷增加引起的心力衰竭。以肺动脉血流减少和体循环淤血或水肿为表现。大多数右心衰竭是由左心衰竭发展而来，两者共同形成全心衰竭。其病理生理和血流动力学特点为右心室心排血量降低，右心室舒张末压或右心房压异常升高。

（一）病因

（1）各种原因的左心衰竭。

（2）急、慢性肺动脉栓塞。

（3）慢性支气管炎、肺气肿并发慢性肺源性心脏病。

（4）原发性肺动脉高压。

（5）先天性心脏病包括肺动脉瓣狭窄（PS）、法洛四联症、三尖瓣下移畸形、房室间隔缺损和艾森曼格综合征。

（6）右心室扩张型、肥厚型和限制型或闭塞型心肌病。

（7）右心室心肌梗死。

（8）三尖瓣狭窄或关闭不全。

（9）大量心包积液。

（10）缩窄性心包炎。

（二）临床表现

1.症状

主要是由于体循环和腹部脏器淤血引起的症状，如食欲缺乏、恶心、呕吐、腹胀、腹泻、右上腹痛等，伴有心悸、气短、乏力等心脏病和原发病的症状。

2.体检

颈静脉充盈、怒张，肝大伴压痛、肝颈静脉反流征（+），双下肢或腰骶部水肿、腹水或胸腔积液，可有周围性发绀和黄疸。心率快、可闻及与原发病有关的心脏杂音，P_2 可亢进或降低（如肺动脉瓣狭窄或法洛四联症），若不伴左心衰竭和慢性阻塞性肺疾病合并肺部感染时，通常两肺呼吸音清晰或无干、湿啰音。

（三）实验室检查

1.心电图检查

显示 P 波高尖、电轴右偏、aVR 导联 R 波为主，V_1 导联 R/S>1、右束支传导阻滞等右心房、室肥厚扩大及与所患心脏病相应的变化，可有多种形式的房、室性心律失常与传导阻滞以及室内传导阻滞，可有 QRS 波群低电压。有肺气肿时可出现顺钟向转位。

2.胸部 X 线检查

显示右心房、室扩大和肺动脉段凸（有肺动脉高压时）或凹（如肺动脉瓣狭窄或法洛四联症）等与所患心脏病相关的形态变化；可见上、下腔静脉增宽和胸腔积液征；若无左心衰竭存在，则无肺淤血或肺水肿征象。

3.超声多普勒心动图检查

可见右心房、室扩大或增厚，肺动脉增宽和高压，心内解剖异常，三尖瓣和肺动脉瓣狭窄或关闭不全及心包积液等与所患心脏病有关的解剖和病理生理的变化。

4.心导管检查

必要时做心导管检查，显示中心静脉压增高（$>15\ cmH_2O$）。

（四）诊断与鉴别诊断

依据体循环淤血的临床表现，结合胸片肺血正常或减少伴右心房室影增大和超声心动图右心房室扩张或右心室肥厚伴或不伴肺动脉压升高的典型征象，诊断不难。病因诊断的鉴别需要结合临床和多种影像学检查综合判断而定。

（五）治疗

（1）右心衰竭的治疗关键是原发病和基础心脏病的治疗。

（2）抗心力衰竭的治疗参见全心衰竭部分。

三、全心衰竭

全心衰竭是指左、右心衰竭同时存在的心力衰竭，传统被称之为充血性心力衰竭。全心衰竭几乎都是由左心衰竭缓慢发展而来，即先有左心衰竭，然后出现右心衰竭；也不除外极少数情况下是由于左、右心室病变同时或先后导致左、右心衰竭并存之可能。一般来说，全心衰竭的病程多属慢性。其病理生理和血流动力学特点为左心室、右心室心排血量均降低、体、肺循环均淤血或水肿伴神经内分泌系统激活。

（一）病因

（1）同左心衰竭（参见左心衰竭）。

（2）不除外极少数情况下有右心衰竭的病因（参见右心衰竭）并存。

(二)临床表现

1.症状

先有左心衰竭的症状(见左心衰竭),随后逐渐出现右心衰竭的症状(见右心衰竭);由于右心衰竭时,右心排血量下降能减轻肺淤血或肺水肿,故左心衰竭症状可随右心衰竭症状的出现而减轻。

2.体检

既有左心衰竭的体征(见左心衰竭),又有右心衰竭的体征(见右心衰竭)。全心衰竭时,由于右心衰竭存在,左心衰竭的体征可因肺淤血或水肿的减轻而减轻。

(三)检查

1.心电图检查

显示反映左心房、左心室肥厚扩大为主或左、右房室均肥厚扩大(见左、右心衰竭)和所患心脏病的相应变化,及多种形式的房、室性心律失常,房室传导阻滞、束支传导阻滞和室内传导阻滞图形。可有QRS波群低电压。

2.胸部X线检查

心影普大或以左心房、左心室增大为主及与所患心脏病相关的形态变化;可见肺淤血、肺水肿(左心衰竭),上、下腔静脉增宽和胸腔积液(右心衰竭)。

3.超声多普勒心动图检查

可见左、右心房和心室均增大或以左心房、左心室扩大为主,左心室整体和节段收缩功能低下,LVEF降低(<40%),并可显示与所患心肌、瓣膜和心包疾病相关的解剖和病理生理的特征性改变。

4.心导管检查(必要时)

肺毛细血管楔压(左心衰竭时)和中心静脉压(右心衰竭)均增高,分别>2.4 kPa(18 mmHg)和>0.1 kPa(15 cmH_2O)。

(四)诊断和鉴别诊断

同左、右心衰竭。

(五)治疗

和左心衰竭一样,全心衰竭治疗的基本目标是减轻或消除体、肺循环淤血或水肿,增加SV和CO,改善心功能;最终目标不仅要改善症状,提高生活质量,而且要阻止心室重塑和心力衰竭进展,提高生存率。这不仅需要改善心力衰竭的血流动力学,而且也要阻断神经内分泌异常激活不良效应。治疗原则为利尿、扩血管、强心并使用神经内分泌阻滞药。治疗措施如下。

(1)去除心力衰竭诱因。

(2)体力和精神休息。

(3)严格控制静脉和口服液体入量,适当(无须严格)限制钠盐摄入(应用利尿药者可放宽限制),低钠患者还应给予适量咸菜或直接补充氯化钠治疗纠正。

(4)急性失代偿时,给予呼吸机加压吸纯氧和静脉缓慢推注吗啡 3 mg(必要时可重复 1~2 次)。

(5)利尿药:能减轻或消除体、肺循环淤血或水肿,同时可降低心脏前负荷,改善心功能。可选用噻嗪类利尿药,如氢氯噻嗪 25~50 mg,每天 1 次;袢利尿药,如呋塞米 20~40 mg,每天 1 次;利尿效果不好者可选用布美他尼(丁尿胺)1~2 mg,每天 1 次;或托拉塞米(伊迈格)20~40 mg,每天 1 次;也可选择以上两种利尿药,每两天交替使用,待心力衰竭完全纠正后,可酌情减量并维持。利尿必须补钾,可给缓释钾 1.0 g,每天 2~3 次,与传统保钾利尿药合用,如螺内酯 20~40 mg,每天 1 次;或氨苯蝶啶 25~50 mg,每天 1 次;也应注意低钠低氯血症的预防(不必过分严格限盐),利尿期间仍应严格控制入量直至心力衰竭得到纠正时。螺内酯 20~40 mg,每天 1 次,作为醛固酮拮抗剂,除有上述保钾作用外,更有拮抗肾素-血管紧张素-醛固酮系统(RAS)的心脏毒性和间质增生作用,能作为神经内分泌拮抗剂阻滞心室重塑,延缓心力衰竭进展。RALES 研究显示,螺内酯能使中、重度心力衰竭患者的病死率在 ACEI 和β受体阻滞剂基础上再降低 27%,因此,已成为心力衰竭治疗的必用药。需特别注意的是,螺内酯若与 ACEI 合用时,潴钾作用较强,为预防高钾血症发生,口服补钾量应酌减或减半,并监测血钾水平和肾功能。螺内酯特有的不良反应是男性乳房发育症,伴有疼痛感,停药后可消失。

(6)血管扩张药:首选 ACEI,除扩血管作用外,还能拮抗心力衰竭时 RAS 激活的心脏毒性作用,从而延缓心室重塑和心力衰竭的进展,降低了心力衰竭患者的病死率 27%,是慢性心力衰竭患者的首选用药,可选用卡托普利、依那普利、贝那普利、赖那普利和雷米普利等,从小剂量开始渐加至目标剂量,如卡托普利 6.25~50 mg,每天 3 次;依那普利 2.5~10 mg,每天2 次。不良反应除降低血压外,还有剧烈咳嗽。若因咳嗽不能耐受时,可换用血管紧张素Ⅱ受体(AT_1)拮抗剂,如氯沙坦 12.5~50 mg,每天 2 次,或缬沙坦40~160 mg,每天 1 次。若缺血性心力衰竭有心肌缺血发作时,可加用硝酸酯类,如亚硝酸异山梨酯 10~20 mg,6 小时 1 次,或单硝酸异山梨醇 10~20 mg,每天2~3 次;若合并高血压和脑卒中史可加用钙通道阻滞剂，如氨氯地平 2.5～10 mg，每天 1 次。历史上使用的小动脉扩张剂，如肼屈嗪，α_1 受体阻断药，如哌唑嗪不再用于治疗心力衰竭。服药期间，应密切观察血压变化，并根据血压水平来调整用药剂量。

中、重度心力衰竭时可同时应用硝普钠或酚妥拉明或乌拉地尔静脉滴注（见左心衰竭），心力衰竭好转后停用并酌情增加口服血管扩张药的用量。

（7）正性肌力药：轻度心力衰竭患者，可给予地高辛 0.125～0.25 mg，每天 1 次，口服维持，对中、重度心力衰竭患者，可短期加用正性肌力药物，如静脉内给去乙酰毛花苷注射液、多巴酚丁胺、多巴胺和磷酸二酯酶抑制剂，如氨力农或米力农（见左心衰竭）等。

（8）β 受体阻滞剂：能拮抗和阻断心力衰竭时的交感神经系统异常激活的心脏毒性作用，从而延缓心室重塑和心力衰竭的进展。大规模临床试验显示，β 受体阻滞剂能使心力衰竭患者的病死率降低 35%～65%，故也是治疗心力衰竭之必选，只是应在心力衰竭血流动力学异常得到纠正并稳定后使用，应从小剂量开始，渐渐（每周或每 2 周加量 1 次）加量至所能耐受的最大剂量，即目标剂量。可选用卡维地洛3.125～25 mg，每天 2 次，或美托洛尔 6.25～50 mg，每天 2 次，或比索洛尔1.25～10 mg，每天 1 次。不良反应有低血压、窦性心动过缓、房室传导阻滞和心功能恶化，故用药期间应密切观察血压、心率、节律和病情变化。

（9）支气管解痉：对伴有支气管痉挛或喘鸣的患者，应用氨茶碱 0.1 g，每天 3 次。

（10）经过上述治疗一段时间（1～2 周）后，临床效果不明显甚至出现恶化者，应按难治性心力衰竭处理。

四、难治性心力衰竭

严重的慢性心力衰竭患者，经上述常规利尿药、血管扩张药、血管紧张素转化酶抑制剂和正性肌力药物积极治疗后，心力衰竭症状和体征无明显改善甚至恶化，称为难治性心力衰竭。其血流动力学特征是严重的肺和体循环的淤血、水肿和 SV、CO 的降低。难治性心力衰竭的处理重点如下。

（一）纠治引起难治性心力衰竭的原因

（1）重新评价并确定引起心力衰竭的心脏病病因，给予纠治。如甲状腺功能亢进或减退、贫血、脚气病、先天性心脏病、瓣膜病、心内膜炎、风湿热等。可通过特殊的内科或外科治疗而得以纠治。

（2）重新评价并确定引起心力衰竭的病理生理机制，有针对性地治疗。如确定以收缩性心力衰竭抑或舒张性心力衰竭为主，前负荷过重抑或后负荷过重为主，有无严重心律失常等。

(3)寻找使心力衰竭加重或恶化的诱因，并加以纠治。如肺部感染、肺栓塞、泌尿系统感染、电解质平衡失调、药物的不良反应等。

(4)重新评价已用的治疗措施到位与否，给予加强治疗。如洋地黄剂量是否不足或过量；积极利尿和过分限盐引起了低血钾、低血钠和低血氯使利尿更加困难；是否应用了抑制心肌的或使液体潴留的药物；是否患者饮水或入量过多或未按医嘱服药等。极个别患者出现高血钠高血氯，机制不明，可能还是摄入或补充氯化钠过多所导致。

(二)加强治疗措施

1.严格控制液体入量，并加强利尿

24 小时总入量宜控制在<1 500 mL，尿量>1 500 mL，并使 24 小时出、入量呈负平衡(出>入)并维持3～5 天，将体内潴留的钠和水充分排出体外，以逐渐消除严重的肺水肿和组织水肿。每天出、入量负平衡的程度应依据临床和床旁胸部 X 线片所示肺水肿的程度而定，间质性肺水肿应负 500～1 000 mL，肺泡性肺水肿应负1 000～1 500 mL，极重度肺泡性肺水肿(大白肺)时24 小时负平衡1 500～2 000 mL 也不为过。经过 3～5 天的加强利尿治疗，临床上肺水肿或组织水肿均能明显地减轻或消失，以床旁胸部 X 线片显示肺水肿渐渐减轻或消退的影像为治疗目标和评价标准。加强利尿期间，尿量多时应补钾，可给缓释钾1.0 g，每天 3 次，也可以 0.3%左右浓度静脉补钾；尤其特别注意低钠和低氯的预防(不必过分限盐)。若出现低钠(<130 mmol/L)和低氯(<90 mmol/L)血症，则利尿效果不好，可使心力衰竭加重，故必须先给予纠正(3%NaCl 100 mL 静脉内缓慢输注)，再同时加强利尿，既要纠正低氯和低钠血症，又要排出体内潴留的水和钠。需要强调的是，严格控制液体总入量，比出>入量的负平衡对于难治性心力衰竭患者的心功能保护更重要。因为患者保持负 500 mL 液体平衡不变，若入量严格控制在 24 小时内<1 500 mL(出量>2 000 mL)和控制入量>3 000 mL(出量>3 500 mL)对心功能的容量负荷完全不同，前者可使心脏去前负荷减轻，而后者则会大大加重心脏前负荷。

2.给予合理足量的血管扩张药治疗

以静脉扩张剂(硝酸酯类)和动脉扩张剂(硝普钠、基因重组 BNP、ACEI 和 α 受体阻断药，如酚妥拉明和乌拉地尔)联合应用并给予足量治疗[将血压控制在 13.3～14.7/8.0～9.3 kPa(100～110/60～70 mmHg)]，才能充分降低心室前、后负荷，既能大大降低 PCWP 和 LVEDP，又能明显增加 SV 和 CO，达到最佳血流动力学效果。多数患者的心力衰竭会明显好转。

3.加用正性肌力药物

适用于左心室功能严重低下，上述治疗效果差的严重的心力衰竭患者。可使用多巴酚丁胺[5～10 μg/(kg・min)]＋硝普钠(10～50 μg/min)或 α 受体阻断药酚妥拉明或乌拉地尔持续静脉滴注，通过正性肌力和降低外周阻力的作用能显著增加 SV 和 CO，同时降低 PCWP 和 LVEDP，明显改善心功能，使心力衰竭明显好转。对于尿量偏少(非低钠和低氯血症所致)或血压偏低[≤12.0/8.0 kPa(90/60 mmHg)]的重症心力衰竭伴心源性休克患者，应改用多巴胺[3～15 μg/(kg・min)]＋小剂量硝普钠(5～30 μg/min)或 α 受体阻断药联合持续静脉滴注，除能改善心功能外，还可升压、增加肾血流量并改善组织灌注。

4.血流动力学监测指导治疗

适用上述积极治疗依然反应差的重症心力衰竭患者。依据 PCWP、CO 和外周阻力等重要血流动力学指标调整用药方案。若 PCWP 高[＞2.4 kPa(18 mmHg)]，应加强利尿并使用静脉扩张剂如硝酸酯类，降低左心室充盈压，减轻肺水肿；若 CO 低(＜5.0 L/min)且外周阻力高(＞1 400 dyn・s/cm^5)应用动脉扩张剂，如硝普钠、重组 BNP 或 α 受体阻断药(酚妥拉明或乌拉地尔)，降低外周阻力，增加 CO，改善心功能；若 CO 低(＜5.0 L/min)，而外周阻力正常(1 000～1 200 dyn・s/cm^5)，则应使用正性肌力药物，如多巴酚丁胺或多巴胺，增加心肌收缩力，增加 CO；若 PCWP 高，CO 低，外周阻力高和动脉血压低[＜10.7 kPa(80 mmHg)]，已是心源性休克时，则应在多巴胺升压和正性肌力作用的基础上，联合应用动、静脉血管扩张药和利尿药。必要时应考虑插入主动脉内球囊泵(IABP)给予循环支持。

5.纠正低钠、低氯血症

对于严重肺水肿或外周组织水肿而利尿效果不佳者，若是由于严重稀释性低钠血症(＜130 mmol/L)和低氯血症(＜90 mmol/L)所致，则应在补充氯化钠(每天 3 g 口服或严重时静脉内给予)的基础上应用大剂量的袢利尿药(呋塞米 100～200 mg，布美他尼 1～3 mg)静脉注射或静脉滴注，边纠正稀释性低钠、低氯血症，边加强利尿效果，可望排出过量水潴留，使心力衰竭改善。对出现少尿或无尿伴有急性肾衰竭，药物治疗难以见效者，可考虑用血液超滤或血液透析或腹膜透析治疗。

6.气管插管和呼吸机辅助呼吸

对严重肺水肿伴严重低氧血症[吸氧状态下 PO_2<6.7 kPa(50 mmHg)]和/或CO_2 潴留[PCO_2>6.7 kPa(50 mmHg)],药物治疗不能纠正者,应尽早使用,既可纠正呼吸衰竭,又有利于肺水肿的治疗与消退。

7.纠正快速心律失常

对伴有快速心律失常如心房颤动、心房扑动心室率快者,可用胺碘酮治疗。

8.左心辅助治疗

对左心室心功能严重低下,心力衰竭反复发作,药物治疗难以好转的患者,有条件可考虑行 ECMO、左心辅助治疗,为心脏移植术做准备。

第六章 心肌疾病

第一节 限制型心肌病

一、概述

限制型心肌病(RCM)是以心肌僵硬度增加导致舒张功能异常为特征,表现为限制性充盈障碍的心肌病。RCM常常难以界定,因为,RCM病理表现很宽泛,按照2008年ESC的分类,定义为单侧或双侧心室舒张容积正常或减小,收缩容积正常或减小,室壁厚度正常,传统意义上的收缩功能正常,但是,实际上,收缩功能很少正常。

RCM准确的发病率未知,但是,可能是较少见的类型,RCM可以是特发、家族性或者系统性疾病的表现,特别是淀粉样变,结节病,类癌心脏病,硬皮病和蒽环类药物的毒性。家族性RCM常呈常染色体显性遗传,有些为*TNI*基因突变,有些是其他基因突变。结蛋白基因突变引起的家族性RCM常常合并传导阻滞和骨骼肌受累。常染色体隐性遗传很少见,如*HFE*基因突变引起的血色病或糖原贮积病,或X-连锁遗传引起的安德森-法布里病。RCM也可以由心内膜病变引起,如纤维化、弹力纤维增生症及血栓形成损害了舒张功能。这些疾病可以进一步分类,如嗜酸性粒细胞增多心内膜心肌疾病,心内膜心肌纤维化,感染、药物和营养因素造成的称为获得性心内膜心肌纤维化。

二、临床特征和辅助检查

限制性心肌病的特征包括双房扩大,心室不大或缩小,室壁厚度正常,心室舒张功能异常。其临床表现无特异性,可有呼吸困难、心悸、乏力,严重者还会出现水肿、端坐呼吸、少尿及消化道淤血的症状。体格检查可见血压偏低、脉压小、颈静脉怒张、Kussmaul 征阳性(吸气时静脉压升高)。心脏浊音界扩大、心律失常、可闻第三心音、第四心音。当合并有二尖瓣、三尖瓣关闭不全时,常会听到二尖瓣、三尖瓣收缩期反流性杂音。双肺可闻湿啰音。肝大,有时会有腹水。双下肢水肿。

(一)心电图

可见低电压、ST-T 改变、异常 Q 波等。可出现各种心律失常:窦性心动过速、心房颤动、心房扑动、室性期前收缩、束支传导阻滞等改变。

(二)X 线

可见到心房扩大和心包积液导致的心影扩大,少数可见心内膜钙化影。并可显示肺淤血和胸腔积液的情况。合并右心房扩大者心影可呈球形。

(三)超声心动图

常见双心房明显扩大,心室壁厚度正常或增厚,有时可见左心室心尖部内膜回声增强,甚至血栓使心尖部心腔闭塞。多普勒血流图可见舒张期快速充盈突然中止;舒张中、晚期心室内径无继续扩大,A 峰减低,E/A 比值增大。

(四)心导管检查

这是鉴别 RCM 和缩窄性心包炎的重要方法。半数病例心室压力曲线可出现与缩窄性心包炎相似的典型“平方根”形改变和右心房压升高及 Y 谷深陷。但 RCM 患者左、右心室舒张压差值常超过 0.7 kPa(5 mmHg),右心室收缩压常＞6.7 kPa(50 mmHg)。左心室造影可见心室腔缩小,心尖部钝角化,可有附壁血栓及二尖瓣关闭不全。左心室外形光滑但僵硬,心室收缩功能基本正常。

(五)心脏磁共振(CMR)

这是鉴别 RCM 和缩窄性心包炎最准确的无创伤性检查手段。RCM 典型的 CMR 表现为心房增大,心室正常,心脏轮廓正常。相反,慢性缩窄性心包炎心腔呈管状或向内缩陷。RCM 的心室肌常常增厚,但是,慢性缩窄性心包炎则正常。RCM 心包正常,但是,缩窄性心包炎心包常常增厚。缩窄性心包炎的钙化区常表现为低信号。RCM 可见到心包积液。延迟增强显像可以发现炎症和纤维化病灶。

CMR 检查已经成为诊断心内膜下心肌纤维化的重要手段。实际上可以反映组织学特点。CMR 可以确定疾病的发展阶段,在疾病的早期类固醇形成期就可以发现，继而早期治疗，防止发展成为纤维化期。心内膜下心肌渗出病变可见T_2相呈高信号或在心尖部和流入道内膜和内膜下 STIR 信号增强。随着疾病的进展，可见到心内膜下血栓影像在 GRE 和 SSFP 序列表现为低信号。当纤维化形成期表现为心内膜下增强显像。

(六)心内膜心肌活检

它是确诊 RCM 的重要手段。根据心内膜心肌病变的不同阶段可有坏死、血栓形成、纤维化 3 种病理改变。心内膜可附有血栓，血栓内偶有嗜酸性粒细胞；心内膜可呈炎症、坏死、肉芽肿、纤维化等多种改变；心肌细胞可发生变性坏死并可伴间质性纤维化改变。

三、诊断要点

(1)心室腔和收缩功能正常或接近正常。

(2)舒张功能障碍，心室压力曲线呈舒张早期快速下陷，而中晚期升高，呈平台状。

(3)特征性病理改变，如心内膜心肌纤维化、嗜酸性粒细胞增多性心内膜炎、心脏淀粉样变和硬皮病等，可确诊。

四、几种与之易混淆的疾病

(一)缩窄性心包炎

(1)有活动性心包炎的病史。

(2)奇脉。

(3)心电图无房室传导障碍。

(4)CT 或 MRI 显示心包增厚。

(5)胸部 X 线有心包钙化。

(6)超声心动图示房室间隔切迹，并可见心室运动协调性降低。

(7)心室压力曲线的特点为左右心室充盈压几乎相等，差值＜0.7 kPa (5 mmHg)。

(8)心内膜心肌活检无淀粉样变或其他心肌浸润性疾病表现。

(二)肥厚型心肌病

肥厚型心肌病时心室肌可呈对称性或非对称性增厚，心室舒张期顺应性降低，同样表现为心室舒张功能异常。常出现呼吸困难、胸痛、晕厥。但是，超声心动图示病变主要累及室间隔，没有 RCM 特有的舒张早期快速充盈和舒张中、晚期缓慢充盈的特点，有助于鉴别。但是，限制型心肌病和肥厚型心肌病之间存在灰色地带。特别是，有些限制性心肌病如淀粉样变性的患者也存在心肌肥厚。

(三)缺血性心肌病和高血压性心肌肥厚

两种情况时均可有不同程度的心肌纤维化改变，且均有心室顺应性降低、舒张末压升高及心排血量减少等，与 RCM 表现相似，但缺血性心肌病有明确的冠状动脉病变证据，冠状动脉造影可确诊；高血压性心肌肥厚多有长期血压升高及左心功能不全的病史；此外，两者在临床上均以左心受累和左心功能不全为特征，而 RCM 则常以慢性右心衰竭表现更为突出。

(四)肝硬化

本病还应与肝硬化腹水、下肢水肿鉴别。

五、治疗

药物疗效有限，严重者手术可以获益。总的来说，限制性心肌病预后较差。尽管有报道药物治疗可以减轻心肌的渗出和心腔缩小，但是，药物治疗效果有限。有些患者可以从外科手术中获益包括心内膜切除术和瓣膜置换术。术后 10 年生存率为 68%。

(一)病因治疗

对于那些有明确原因的限制型心肌病，应首先治疗其原发病。如对嗜酸性粒细胞增多症的患者，嗜酸性粒细胞增多是该病的始动因素，造成心内膜及心内膜下心肌细胞炎症、坏死、附壁血栓形成、栓塞等继发性改变。因此，治疗嗜酸性粒细胞增多症对于控制病情的进展十分重要。糖皮质激素(泼尼松)、细胞毒药物等，能够有效地减少嗜酸性粒细胞，阻止内膜心肌纤维化的进展。据报道，可以提高生存率。一些与遗传有关的酶缺乏导致的限制型心肌病，还可进行酶替代治疗及基因治疗。

(二)对症治疗

1.降低心室充盈压

利尿剂和血管扩张剂可以有效地降低前负荷，减轻肺循环和体循环淤血，降低心室充盈压，减轻症状，改善患者生活质量和活动耐量，但不能改善患者的长期预后。但应当注意，限制型心肌病患者的心肌僵硬度增加，血压变化受心室充盈压的变化影响较大，过度的减轻前负荷会造成心排血量下降，血压下降，病情恶化，故应根据患者情况，酌情使用。β受体阻滞剂能够减慢心率，延长心室充盈时间，降低心肌耗氧量，有利于改善心室舒张功能，可以作为辅助治疗药物，但在限制型心肌病治疗中的作用并不肯定。

2.以舒张功能受限为主

洋地黄类药物无明显疗效，但房颤时，可以用来控制心室率。对于房颤亦可以使用胺碘酮转复，并口服预防。但抗心律失常药物对于预防限制型心肌病患者的猝死无效，亦可置入ICD治疗。

3.抗凝治疗

本病易发生附壁血栓和栓塞，可给予抗凝或抗血小板治疗。

（三）外科治疗

对于严重的心内膜心肌纤维化可行心内膜剥脱术，切除纤维性心内膜。伴有瓣膜反流者可行人工瓣膜置换术。对于有附壁血栓者行血栓切除术。手术死亡率为20%。对于特发性或家族性限制性心肌病伴有顽固性心力衰竭者可考虑行心脏移植。有研究显示儿童限制型心肌病患者即使没有明显的心力衰竭症状，仍有较大的猝死风险，所以主张对诊断明确的患儿应早期进行心脏移植，可改善预后。

第二节 扩张型心肌病

扩张型心肌病（dlated cardiomyopathy，DCM）以左心室或双心室扩张并伴收缩功能受损为特征。可以是特发性、家族性（或）遗传性、病毒性和/或免疫性、乙醇性（或）中毒性、或虽伴有已知的心血管疾病但其心肌功能失调程度不能用异常负荷状况或心肌缺血程度来解释。组织学检查无特异性。常表现为进行性心力衰竭、心律失常、血栓栓塞、猝死，且可发生于任何阶段。以中年男性多见，男女比例为2.5∶1.0，年发病率为（6～10）/10万。

一、病因与发病机制

大多数患者病因不明。扩张型心肌病可能代表着由各种迄今尚未确定的因素所导致心肌损害的一种共同表现。尽管病因尚未阐明，但主要的可能机制包括有家族遗传性、病毒感染以及免疫异常。另外，心肌能量代谢紊乱、交感—肾上腺素能系统以及肾素-血管紧张素系统功能紊乱等可能都与扩张型心肌病的发生发展有关。病毒感染在扩张型心肌病的发生机制中占有较重要地位，业已发现病毒性心肌炎可以演变为扩张型心肌病。1/5 的患者在 DCM 发生之前患过严重的流感综合征，并在部分患者心肌活检标本中检测到病毒颗粒，同时发现该组患者柯萨奇病毒抗体滴度明显高于健康人。在动物实验中，以肠道病毒感染小鼠引起病毒性心肌炎伴有持久的免疫功能异常，最后发展形成 DCM。急性病毒性心肌炎患者经长期随访，有 6%～48%可转变为 DCM。不少临床诊断 DCM 患者，心内膜心肌活检发现心肌炎的证据。由病毒性心肌炎发展为 DCM 的过程是一个心肌重塑的过程，涉及多种细胞膜蛋白、胞质钙超载和核蛋白的调节失控。有学者认为，在病毒性心肌炎向 DCM 发展的过程中，微循环痉挛发挥了重要作用，内皮细胞感染或免疫损伤导致微血管功能异常，反复的微循环痉挛引起心肌骨架蛋白的溶解，心肌细胞减少，最终导致心力衰竭。病毒性心肌炎向 DCM 发展的确切机制尚未阐明。也有学者认为，DCM 和病毒性心肌炎是同一病理过程中的不同阶段。

(1)病毒感染：在扩张型心肌病患者中已发现体液免疫和细胞免疫功能异常。自身抗体介导的免疫反应在分子水平引起心肌细胞功能紊乱，可能是扩张型心肌病发生、发展的重要机制。扩张型心肌病患者体内可以检出多种自身抗体。

(2)免疫异常：目前，能在患者血清中检测到与 DCM 相关的自身抗体有抗肌凝蛋白抗体、抗线粒体腺苷载体（ATP/ADP 载体）抗体、抗 M_7 抗原抗体、抗 α 酮戊二酸脱氢酶支链复合物抗体、抗 β 受体（β-AR）抗体、抗 M_2 受体（M_2R）抗体等，抗内皮细胞抗体、抗核抗体和抗心肌纤维抗体也与 DCM 有关。细胞免疫紊乱可能也参与扩张型心肌病的发病过程。有研究显示，扩张型心肌病患者存在细胞毒性 T 细胞、抑制性 T 淋巴细胞和自然杀伤细胞等各种 T 细胞功能异常。流行病学调查发现扩张型心肌病有家族聚集性，但比肥厚型心肌病少见。Abelmann 等根据多个家族性 DCM 的研究认为 DCM 遗传方式有以下 3 种：①常染色体显性遗传，其特点是有近 50%的外显率，家族中可能有一半成员患 DCM，男女患病率相似；②常染色体隐性遗传，特点是家族成员中很少或没有人患 DCM，发病可能与环境因素如病毒感染关系密切；③X-染色体伴性遗传，特点是家族中女性成员携带 DCM 相关基因但不发病，患病者均为男性。目前应用分子遗传学技术发现 DCM 发病与基因异常密切相关。应用免疫组化技术检测 DCM 患者的心肌组织，发现有胎儿型肌凝蛋白重链的重新表达，提示胎儿型肌凝蛋白的重新表达与 DCM 发病有关。心肌病动物模型中某些原癌基因如 c-myc表达增加，可能与心肌病发病有关。线粒体 DNA（mtDNA）是人体内唯一的核外 DNA，编码呼吸链的 13 种酶的亚单位。DCM 时 mtDNA 异常，心肌内 ATP 酶含量及活性下降，导致能量代谢障碍，从而引发心功能不全。

与疾病关联的特定人类白细胞抗原（HLA）型别作为遗传易感性标志，可反应特定个体对疾病的易感状态。近年来，人白细胞抗原（HLA）多态性被认为是 DCM 发生发展的独立危险因素。已有报道 DCM 患者 HLA-B_{27}、HLA-A_2、$HLADR_4$、HLA-DQ_4、HLA-DQW_4、HLA-DQ_8 表达增加，而 $HLADRW_6$ 表达明显减低。

（3）遗传因素：能量代谢是维持心肌细胞结构完整和功能正常的重要支柱。心肌细胞在病理状态下线粒体内 Ca^{2+} 超载以及氧自由基产生过多，导致线粒体损伤，从而损害氧化磷酸化过程，ATP 生成障碍。近来报道，心肌病心肌线粒体 DNA 缺失和突变，其编译相应氧化还原酶的结构和功能异常导致心肌能量代谢紊乱。

（4）心肌能量代谢紊乱。

（5）交感-肾上腺素能系统、肾素-血管紧张素系统及其受体、受体后信号通路的改变可能也参与 DCM 的发病过程。

二、诊断

（一）临床表现特点

本病起病缓慢，多在临床症状明显时方就诊。最突出的症状是左心衰竭的症状，如胸闷、气促、甚至端坐呼吸。疲乏、无力也很常见。右心衰竭属晚期表现，可能提示更差的预后。部分患者有胸痛症状，可能提示合并有缺血性心脏病，也可能与 DCM 时冠状微血管扩张储备能力降低有关。胸痛也可继发于肺栓塞。

体格检查可有心尖冲动外移、心脏浊音界扩大、心音低钝。第二心音往往呈正常分裂，但当存在左束支传导阻滞时，第二心音也可呈逆分裂。若有肺动脉高压，则第二心音的肺动脉成分增强。收缩期前奔马律（S_4）几乎普遍存在，且往往在明显的充血性心力衰竭之前就已出现。心脏功能一旦失代偿，则通常都会存在室性奔马律（S_3）。如同时伴有心动过速，则可闻及重叠性奔马律。收缩期杂音常见，多为二尖瓣反流引起，也可见于三尖瓣反流。收缩压通常正常或偏低，脉压小。左心衰竭严重时可出现交替脉。右心衰竭时可见颈静脉怒张、肝脏充血性肿大并有搏动、下肢水肿，严重时可出现腹水。来自左心房、左心室的血栓脱落所造成的体循环栓塞以及由下肢静脉系统来源的血栓所造成的肺栓塞可出现相应的症状与体征。约有10%的患者心力衰竭时血压升高,心力衰竭控制后血压可正常。

(二)辅助检查

1.超声心动图

超声心动图可提供形态学和血流动力学信息,对DCM的诊断和鉴别具有重要价值,可排除心包疾病、瓣膜病、先天性心脏病和肺源性心脏病等。DCM超声心动图的典型特征可以概括为"一大、一小、一薄、一弱",即心脏扩大、二尖瓣开放幅度小、心室壁变薄、心室壁运动普遍减弱。心脏扩大可以表现为全心扩大,尤以左心室、左心房扩大最为常见,并伴心室收缩功能普遍减弱,收缩或舒张期心室容量增加,室壁厚度可正常、增厚或变薄,但其增厚率降低,二尖瓣、三尖瓣可因心室显著扩大、瓣环扩张和乳头肌移位而发生相对性关闭不全伴反流。另外也可见心腔内附壁血栓,多发生于左心室心尖部。超声心动图还可以测定左心室射血分数(LVEF)、左心室内径缩短率、左心室舒张功能以及肺动脉高压等。收缩期末室壁厚度、LVEF与预后有关,室壁越薄、LVEF越低,预后越差。超声心动图也有助于扩张型心肌病与缺血性心肌病的鉴别诊断。年龄>50岁,室壁局限性变薄及节段性运动异常,并伴有主动脉瓣区退行性病变,有利于缺血性心肌病的诊断;而年龄较轻,心脏普遍增大,伴多瓣膜反流、右心增大、室壁运动弥漫性减弱则有利于DCM诊断。DCM左心室呈"球形"改变,心尖部心肌不变薄,收缩期可见内缩运动,室壁运动弥漫性减低,二尖瓣与室间隔之间的间距明显增大;而缺血性心肌病则左心室呈"圆拱门形"改变,心尖圆钝变薄且搏动明显减弱,室壁节段性运动减弱及主动脉内径增宽为其特征表现。

2.放射性核素显像

其主要包括心血池动态显影和心肌血流灌注显像。心血池动态显影可测定心室腔大小、心室收缩功能、射血分数和局部射血分数,也可观察室壁运动情况。心肌血流灌注显像可用以了解心肌局部血流灌注情况和缺血程度,判断心肌病变部位的形态、范围和程度。DCM放射性核素心血池显影主要特征为:心腔明显扩大,尤以左心室腔扩大显著;心腔容量增加,心腔扩大呈舒张状态,形成球形或椭圆形;室壁运动普遍减弱,整体射血分数及各节段局部射血分数均下降,心室相角程增大;DCM放射性核素心肌血流灌注显像则可见多节段性花斑状改变或节段性减低。

3.心电图

DCM的心电图表现以多样性、复杂性而又缺乏特异性为特征。可有左心室、右心室或双侧心室肥大，也可有左心房、右心房或双侧心房肥大，可有 QRS 低电压、ST 段压低及T 波低平或倒置，少数病例有病理性Q 波。DCM 患者出现病理性Q 波提示病情较重，病死率明显高于无病理性 Q 波者。可见各种心律失常，以室性心律失常、房颤、房室传导阻滞以及束支传导阻滞多见。动态心电图监测可发现 90%的患者有复杂性心律失常，如多源性室性期前收缩、成对室性期前收缩或短阵室性心动过速。

4.X 线检查

病程早期可无变化，随着病情的发展，显示不同程度的心影扩大，心胸比例>0.5，心脏搏动减弱，肺淤血征。也可见胸腔积液、心包积液。

5.CT 检查

可见左心室、室间隔和游离壁均变薄，左心室腔明显扩张，致使室间隔凸出向右心室流出道而表现出右心室梗阻。少数情况以左心房或右心室增大为主。有时也可见到心脏内有充盈缺损的附壁血栓。也可测出心肌重量和左心室容量增加。亦可见到胸腔积液、心包积液以及肺栓塞的表现。

6.磁共振成像检查

磁共振成像(MRI)可对心肌病患者的心脏结构提出可靠的、可重复的定量信息。DCM 患者行 MRI 检查可见左、右心室扩大，左心室壁厚度通常正常且均匀一致，左心室重量增加。MRI 对心室容量、心室壁厚度以及重量的定量检查准确，重复性好，可用于治疗效果的评价。

7.心导管和心血管造影检查

只对经过选择的扩张型心肌病患者(如主诉有胸痛并怀疑有缺血性心脏病可能的患者)行心导管检查，常可显示左心室舒张末压、左心房压以及肺动脉楔压增高。中等程度的肺动脉高压常见。重症病例可出现右心室扩张、右心衰竭，心导管检查可见右心室舒张末压、右心房压以及中心静脉压升高。左心室造影可证实左心室腔扩大，伴有室壁运动弥漫性减弱，射血分数降低，收缩末期容积增大。有时可见左心室腔内附壁血栓，表现为左心室腔内充盈缺损。二尖瓣反流也可见到。冠脉造影常呈现正常血管影像，但是冠状动脉扩张能力可以受损，这可能与某些病例左心室充盈压显著升高有关。对于心电图显示有病理性 Q 波的患者或在非侵入性检查中发现局限性或节段性室壁运动异常的患者，冠脉造影有助于区分病理性 Q 波以及局限性或节段性室壁运动异常究竟是由心肌梗死所致，还是继发于 DCM 广泛局灶性心肌纤维化。

8.心内膜心肌活检

心内膜心肌活检(EMB)可见心肌细胞肥大、变性、间质纤维化等。目前认为,由于DCM的心肌组织病理改变缺乏特异性,EMB对DCM的诊断价值有限。但EMB仍具有组织形态学诊断价值,有助于与特异性(继发性)心肌病和急性或慢性心肌炎的鉴别诊断。对EMB标本行免疫组化、聚合酶链反应(PCR)或原位杂交等分子生物学检测,有助于感染病因的诊断以及特异性细胞异常的基因分析。

9.抗体检测

EMB的有创性以及至今尚未找出可用于建立DCM诊断或明确其病因的免疫组化、形态结构或生物学标志,均使其应用于临床受到限制而难以推广。以ELISA检测DCM患者血清中抗心肌抗体,如抗心肌线粒体ADP/ATP载体抗体、抗肌球蛋白抗体、抗β_1-受体抗体、抗M_2-胆碱能受体抗体对扩张型心肌病的诊断具有较高的特异性和敏感性。抗ADP/ATP载体抗体敏感性52%~95%、特异性95%~100%,抗肌球蛋白重链抗体敏感性44.4%、特异性96.4%,抗β-肾上腺素受体抗体敏感性30%~64%、特异性88%,抗M_2-胆碱能受体抗体敏感性38.8%、特异性92.5%。检测T淋巴细胞亚群和细胞因子,如IL-1、IL-2、IL-6、INF-γ、TNF,了解患者的免疫调节功能。Th/Ts比值上升,提示易患自身免疫疾病。检测淋巴细胞HLA表型,了解患者的免疫基因和遗传易感性。

10.血清肌钙蛋白

另外,血清肌钙蛋白是诊断心肌损伤的高敏感性、高特异性心肌损伤指标。已有研究表明,DCM病程中血清肌钙蛋白(cTn)T或I、CK-MB增高常提示预后不良。也有研究显示,DCM患者血清cTnT、cTnI值均明显高于正常人,表明对疑诊DCM患者测定血清cTnT、cTnI有助于DCM的临床诊断。

(三)诊断注意事项

特发性(原发性)DCM是一种原因不明的心肌病,其主要特征是心脏扩大和心肌收缩功能减低。起病隐匿,早期可表现为心室扩大,可有心律失常,静态时射血分数正常,运动后射血分数降低,然后逐渐发展为充血性心力衰竭。

中青年人出现心力衰竭、心律失常或心脏扩大者应考虑有心肌病的可能,通过病史、体检和有关的辅助检查等方法,若无风湿性、高血压性、先天性、冠状动脉性、肺源性心脏病或心包疾病证据,应考虑为心肌病。诊断时须仔细与下列心脏病进行鉴别。心肌病亦可有二尖瓣或三尖瓣区收缩期杂音,但一般不伴舒张期杂音,且在心力衰竭时较响,心力衰竭控制后减轻或消失,风湿性心脏病则与此相反。心肌病时常有多心腔同时扩大,不像风湿性心脏病以左心房、左心室或右心室为主。超声心动图检查有助于区别。

1.风湿性心脏病

心肌病时心尖冲动向左下方移位,与心浊音界的左外缘相符;心包积液时心尖冲动常不明显或处于心浊音界左外缘之内侧。二尖瓣或三尖瓣区收缩期杂音,心电图上心室肥大、异常Q波、各种复杂的心律失常,均提示心肌病。超声心动图有助于鉴别。

2.心包积液

心肌病可有暂时性高血压,但舒张压多不超过14.7 kPa(110 mmHg),且出现于急性心力衰竭时,心力衰竭好转后血压下降。眼底、尿常规、肾功能正常。

3.高血压性心脏病

中年以上患者,有高血压、高血脂或糖尿病等易患因素,室壁活动呈节段性异常者有助于冠心病的诊断。冠脉造影可确诊。

4.冠心病

多数具有明显的体征,心导管检查和超声心动图检查可明确诊断。

5.先天性心脏病

全身性疾病如系统性红斑狼疮、硬皮病、血色病、淀粉样变性、糖原累积症、神经肌肉疾病等都有其原发病的表现可资区别。

6.特异性心肌病

2007年中华医学会心血管病学分会、中国心肌病诊断与治疗建议工作组提出的扩张型心肌病的诊断参考标准如下。

(1)临床表现为以左心室、右心室或双心腔扩大和收缩功能障碍等为特征,导致左心室收缩功能降低、进行性心力衰竭、室性和室上性心律失常、传导系统异常、血栓栓塞和猝死。DCM是心肌疾病的常见类型,是心力衰竭的第三位原因。

(2)DCM的诊断标准:①临床常用左心室舒张期末内径(LVEDd)>50 mm(女性)和>55 mm(男性);②LVEF<45%(或)左心室缩短速率(FS)<25%;③更为科学的是LVEDd>27 mm/m^2,体表面积(m^2)=0.006 1×身高(cm)+0.012 8×体重(kg)-0.152 9,更为保守的评价方法是LVEDd大于年龄和体表面积预测值的117%,即预测值的2倍标准差(*SD*)+5%。临床上主要以超声心动图作为诊断依据,X线胸片、心脏同位素、心脏计算机断层扫描有助于诊断,磁共振检查对于一些心脏局限性肥厚的患者,具有确诊意义。

(3)在进行DCM诊断时需要排除引起心肌损害的其他疾病,如高血压、冠心病、心脏瓣膜病、先天性心脏病、酒精性心肌病、心动过速性心肌病、心包疾病、系统性疾病、肺源性心脏病和神经肌肉性疾病等。

三、治疗

目前对 DCM 尚缺乏有效而特异的治疗手段，因而临床上对其治疗的主要目标即在于改善症状、预防并发症和阻止或延缓病情进展、提高生存率，包括抗心力衰竭、抗心律失常及预防血栓栓塞的抗凝治疗等并发症的治疗。对积极的内科治疗无效者，可考虑非药物治疗。

(一)一般治疗

适当休息可减轻心脏负荷，改善重要脏器的供血，有利于水肿消退和心功能改善。休息的方式和时间应视病情而定。重度心力衰竭患者应完全卧床休息，心功能改善后应及早开始活动，以不加重症状为前提逐渐增加活动量。患者的饮食以高蛋白、富含维生素并且容易消化的食物为主。水肿的患者应适当限制钠盐的摄入。适当控制体重也可以减轻心脏的负荷，戒烟酒、防治呼吸道感染均是重要的基础治疗措施。

(二)控制心力衰竭

心力衰竭是 DCM 的主要临床表现。近年来，慢性充血性心力衰竭治疗的主要进展就体现在对扩张型心肌病心力衰竭的治疗。迄今为止，已有 39 个应用治疗的临床试验结果证明可以提高患者生活质量，并可使死亡危险性下降 24%，同时还发现不管何种病因所导致的心功能改变，不论轻、中、重，也无论年龄、性别均因而受益。临床实践中，慢性心功能不全患者不论是收缩性抑或舒张性心功能不全均应使用，有或无症状心功能不全，除非患者不能耐受或存在禁忌证；使用时小剂量开始，逐步增量，达到合适剂量，长期维持治疗。一般每隔 3～7 天剂量倍增 1 次，剂量调整的快慢取决于每个患者的临床情况。对 ACEI 曾有致命性不良反应的患者(如有血管神经性水肿)、无尿性肾衰竭患者或妊娠妇女绝对禁用 ACEI。以下情况

1.ACEI

须慎用 ACEI：①双侧肾动脉狭窄；②血肌酐水平显著升高[>225.2 μmol/L(3 mg/dL)]；③高血钾(>5.5 mmol/L)；④低血压[收缩压<12.0 kPa(90 mmHg)]，低血压患者须经其他处理，待血流动力学稳定后再决定是否应用 ACEI。β 受体阻滞剂是治疗 DCM 慢性心力衰竭的标准用药之一。大型临床试验如美托洛尔控释剂/缓释剂干预充血性心力衰竭试验(MERIT-HF)、比索洛尔心功能不全研究Ⅱ

(CIBIS Ⅱ)、美国卡维地洛治疗心力衰竭研究(US carvedilol heart failure study)、卡维地洛前瞻性随机累积生存试验(COPERNICUS)均证明,β受体阻滞剂是治疗慢性心力衰竭的有效药物。β受体阻滞剂成功地用于慢性心力衰竭的治疗正是心力衰竭的治疗从短期的血流动力学措施转为长期的修复性策略的具体体现。目前用于治疗慢性心力衰竭的β受体阻滞剂有:美托洛尔、比索洛尔、卡维地洛等。

β受体阻滞剂治疗慢性心力衰竭的可能机制有:①上调心肌β受体密度与活性;②防止儿茶酚胺的毒性作用;③抑制肾素-血管紧张素-醛固酮系统的激活;④抗心律失常作用;⑤扩张冠状动脉,增加冠脉血流量;⑥减慢心率,延长舒张期时间,改善心内膜供血;⑦防止或减轻心室重塑;⑧抗氧化;⑨促使心肌能量代谢由游离脂肪酸代谢向糖代谢转化等。

所有慢性收缩性心力衰竭,NYHA心功能Ⅱ～Ⅲ级患者,LVEF＜40%,病情稳定者,均必须应用β受体阻滞剂,除非有禁忌证或不能耐受。NYHA心功能Ⅳ级患者,需病情稳定(4天内未静脉用药、已无液体潴留、体重恒定)后,在严密监护下应用。一般在ACEI和利尿剂应用基础上加用β受体阻滞剂,从小剂量开始(美托洛尔12.5 mg/d、比索洛尔1.25 mg/d、卡维地洛3.125 mg/d,每天2次),2～4周剂量倍增,达最大耐受剂量或目标剂量后长期维持。症状改善常在治疗2～3个月才出现,即使症状不改善,亦能防止疾病的进展。β受体阻滞剂的禁忌证有:支气管痉挛性疾病,心动过缓(心率＜60次/分),二度及二度以上房室传导阻滞(除非已安装起搏器),明显液体潴留、需大剂量利尿者。

2.β受体阻滞剂

与ACEI不同,可阻断经ACE和非ACE途径产生的Ⅱ与1受体AngⅡ结合。因此,理论上此类药物对AngⅡ不良作用的阻断比ACEI更直接、更完全。应用ARB后,血清AngⅡ水平上升与2型AngⅡ受体结合增加,可能发挥有利的效应。ARB对缓激肽的代谢无影响,因此不能通过提高血清缓激肽浓度发挥可能对心力衰竭有利的作用,但也不会产生可能与之有关的咳嗽不良反应。大型临床试验如ELITE、ELITEⅡ、Val-HeFT、CHARM等证实了ARB治疗慢性心力衰竭的有效性,但其效应是否相当于或是优于ACEI尚未定论,当前仍不宜以ARB取代ACEI广泛用于心力衰竭治疗。未应用过ACEI和能耐受ACEI的心力衰竭患者,仍以ACEI为首选。ARB可用于不能耐受ACEI不良反应的心力衰竭患者,如有咳嗽、血管神经性水肿时。ARB和ACEI相同,亦能引起低血压、高血钾及肾功能恶化,应用时仍需小心。心力衰竭患者对β受体阻滞剂有禁忌证时,可 ARB 与 ACEI 合用。

3.醛固酮拮抗剂

醛固酮(Ald)除引起低镁、低钾外,可激活交感神经,增加 ACE 活性,升高 AngⅡ水平,并降低副交感神经活性。更重要的是,Ald 有独立于 AngⅡ和相加于 AngⅡ的对心脏结构和功能的不良作用。人类发生心力衰竭时,心室醛固酮生成及活化增加,且与心力衰竭严重程度成正比。因而,Ald 促进心室重塑,从而促进心力衰竭的发展。心力衰竭患者短期应用 ACEI 时,可降低 Ald 水平,但长期应用时,血 Ald 水平却不能保持稳定、持续的降低,即所谓"醛固酮逃逸现象"。因此如能在 ACEI 应用基础上加用 Ald 拮抗剂,能进一步抑制 Ald 的有害作用,获益可能更大。RALES(randomized aldactone evaluation study)试验显示,对于缺血性或非缺血性心肌病伴重度心力衰竭(近期或目前为 NYHA 心功能Ⅳ级)患者,在常规治疗基础上加用螺内酯(最大剂量 25 mg/d),可以降低心力衰竭住院率和总死亡率。根据上述结果建议,对近期或目前为 NYHA 心功能Ⅳ级心力衰竭患者,可考虑应用小剂量的螺内酯 20 mg/d。EPHESUS 实验证明,新型 Ald 拮抗剂依普利酮对心肌梗死后心力衰竭安全有效。如恰当使用,利尿剂仍是治疗心力衰竭的基石。所有心力衰竭患者,有液体潴留的证据或原先有过液体潴留者,均应给予利尿剂。NYHA心功能Ⅰ级患者一般不需应用利尿剂。应用利尿剂后心力衰竭症状得到控制,临床状态稳定,亦不能将利尿剂作为单一治疗。一般应与 ACEI 和 β 受体阻滞剂联合应用。氯噻嗪适用于轻度液体潴留、肾功能正常的心力衰竭患者,如有显著液体潴留,特别当有肾功能损害时,宜选用袢利尿剂如呋塞米。利尿剂通常从小剂量开始(氢氯噻嗪 25 mg/d,呋塞米 20 mg/d)逐渐加量,氯噻嗪 100 mg/d 已达最大效应,呋塞米剂量不受限制。一旦病情控制(肺部啰音消失,水肿消退,体重稳定),即可以最小有效量长期维持,一般无须限期使用。在长期维持期间,仍应根据液体潴留情况随时调整剂量。每天体重的变化是最可靠的监测利尿剂效果和调整利尿剂剂量的指标。利尿剂用量不当有可能改变其他治疗心力衰竭药物的疗效和不良反应。如利尿剂用量不足致液体潴留可减 AECI 的疗效和增加 β 受体阻滞剂治疗的危险。反之,剂量过大引起血容量减少,可增加 ACEI 和血管扩张剂的低血压反应及 ACEI 和 AngⅡ受体阻滞剂出现肾功能不全的危险。在应用利尿剂过程中,如出现低血压和氮质血症而患者已无液体潴留,则可能是利尿过量、血容量减少所致,应减少利尿剂剂量。如患者有持续液体潴留,则低血压和氮质血症很可能是心力衰竭恶化,终末器官灌注不足的表现,应继续利尿,并短期使用能增加肾灌注的药物如多巴胺或多巴酚丁胺。出现利尿剂抵抗时(常伴有心力衰竭恶化),可用以下方法:①静脉给予利尿剂,如呋塞米持续静脉滴注。②2 种或 2 种以上利尿剂联合应用。③应用增加肾血流的药物,如短期应用小剂量的多巴胺或多巴酚丁胺[2~5 μg/(kg·min)]。

4.利尿剂

大型临床试验(digitalis investigation group trial,DIG)证实,地高辛能够改善心力衰竭患者的运动耐量和左心室功能,降低心力衰竭患者的住院率,对死亡率的影响是中性的,是正性肌力药中唯一的长期治疗不增加死亡率的药物。DCM 心力衰竭时地高辛使用剂量宜适当减小。

非洋地黄正性肌力药物不改善患者的远期预后,不主张对慢性心力衰竭患者长期、间歇静脉滴注此类正性肌力药。

5.洋地黄

在 DCM 心力衰竭病情危重期间、心脏移植前的终末期心力衰竭、心脏手术后心肌抑制所致的急性心力衰竭以及难治性心力衰竭可考虑短期使用非洋地黄正性肌力药物如多巴酚丁胺或米力农支持 3~5 天,度过危重期。推荐剂量:多巴酚丁胺 2~5 μg/(kg·min)静脉滴注,米力农50 μg/kg负荷量静脉推注,继以 0.375~0.750 μg/(kg·min)静脉滴注。

(三)钙通道阻滞剂

由于缺乏支持钙通道阻滞剂有效性的证据,这类药物不宜用于心力衰竭的治疗。有部分研究提示,地尔硫嗪能够改善 DCM 患者的心功能和运动耐力,可能适合于 DCM 的早期干预治疗。然而,有关钙离子拮抗剂用于治疗扩张型心肌病的问题仍属探索的范畴。

(四)抗心律失常治疗

在采用抗心律失常治疗之前,首先应加强对心力衰竭的治疗,消除引起心律失常的一些诱因,如缺氧,心肌缺血,水、电解质、酸碱平衡紊乱(尤其是低血钾、低血镁),交感神经和肾素-血管紧张素-醛固酮系统的激活等。DCM 心律失常的治疗应认真权衡利弊,大部分抗心律失常药物并不能提高患者的生存率,相反有致心律失常的危险,并有负性肌力作用。因此在选用抗心律失常药物时应充分注意药物对生存率的影响,不宜把心律失常的抑制作为治疗的最终目标。

Ⅱ类抗心律失常药物 β 受体阻滞剂、Ⅲ类抗心律失常药物胺碘酮可降低心律失常死亡率,可以选用于各种快速性心律失常(如房性心动过速、心房颤动、频发室性期前收缩以及室性心动过速)。而Ⅰ类抗心律失常药物可增加死亡率,尽量避免使用。尽管对于短阵室性心动过速患者可以短期静脉应用Ⅰ类抗心律失常药物中的利多卡因,但仍以选用胺碘酮为佳。对于顽固性室性心动过速患者,应选用胺碘酮或采用射频消融治疗。新型Ⅲ抗心律失常药物如伊布利特、多非利特的疗效并不优于胺碘酮。室性心律失常引起明显血流动力学障碍时,必须立即予以电复律。发作持续性室性心动过速、室颤引起晕厥或心搏骤停的患者需要考虑安装ICD。DCM患者同时有左心室功能降低和频繁发作的非持续性室性心动过速的患者,猝死危险增大。对于具有室性心动过速或室颤的左心室功能受损患者,植入ICD可能是可取的。在一项大规模的前瞻性研究中,左心室功能降低和频繁发作非持续性室性心动过速者占研究人群的10%,植入ICD者的生存率高于经验性胺碘酮治疗者。

(五)抗凝治疗

DCM伴心力衰竭时,心室内血流淤滞,易发生周围动脉栓塞及肺栓塞。尽管抗凝剂对DCM伴心力衰竭者的实际效果尚缺乏临床对照实验的证实,但对这类患者仍推荐使用抗凝剂。对于DCM合并房颤或以前有缺血性卒中的患者,如无特殊的抗凝剂使用禁忌证,即使从临床或超声心动图上均未发现血栓形成的直接证据,也应进行抗凝治疗。一般选用华法林1～3 mg,每天1次,使凝血酶原时间延长1.0～1.5倍,国际标准化比值(INR)在2.0～3.0。

(六)改善心肌代谢

有的DCM发病与心肌能量代谢障碍有关,DCM发生后也存在一定程度的心肌能量代谢紊乱。适当应用改善心肌能量代谢的药物,可能有助于DCM病情的稳定和改善。根据临床情况可以选用辅酶Q_{10}、辅酶A、ATP、肌苷、维生素C、极化液、1,6-二磷酸果糖(FDP)、磷酸肌酸、曲美他嗪等。

(七)肾上腺皮质激素

肾上腺皮质激素不宜常规应用。有人认为,心肌活检或核素心肌扫描证实心肌有炎性渗出改变者,应用肾上腺皮质激素可使炎性病灶减轻或消退,有利于改善心功能;合并急性左心衰竭者,短时间使用大剂量肾上腺皮质激素,有利于控制心力衰竭。

(八)免疫调节治疗及中医药治疗

近年来,国内外有学者应用免疫调节剂如干扰素治疗DCM取得了良好效果,可使患者血清肠道病毒RNA、抗β受体抗体、抗M_2受体抗体明显下降,提高

LVEF,改善心功能,降低顽固室性心律失常和反复心力衰竭的发生率。然而其确切疗效尚有待更多临床试验的验证。

黄芪、牛磺酸、生脉制剂具有抗病毒、调节机体免疫、改善心脏功能的作用。我国完成的一项多中心中西医结合治疗 DCM 的临床研究显示,采用中西医结合治疗(黄芪、生脉、牛磺酸、泛葵利酮及强心、利尿、扩血管等)能够提高患者的 LVEF,改善心功能。中西医结合治疗 DCM 不失为一种可取的药物治疗手段。

(九)其他药物

包括钙离子增敏剂、重组人生长激素(rhGH)、甲状腺素、利钠利尿肽等。已有几项临床试验证明钙离子增敏剂如左西孟旦、利钠利尿肽对充血性心力衰竭有效。由于这些制剂在临床上使用的时间很短,还需要更深入的研究。

(十)其他治疗措施

其他包括心室再同步化治疗、外科治疗(心脏移植、动力性心肌成形术、部分左心室切除术、心室辅助系统和人工心脏)、心肌干细胞移植等。

DCM 的病程长短各异,一旦发生充血性心力衰竭则预后不良。死亡原因多为心力衰竭、严重心律失常和血栓栓塞,不少患者猝死。以往认为症状出现后 5 年生存率在 40%左右,近年来,随着治疗手段的进步,存活率有明显提高。对预后影响不良的因素有:①年龄>55 岁;②心胸比例>0.55;③明显心力衰竭,心脏指数<2.5 L/(min·m^2),左心室舒张末压>2.7 kPa(20 mmHg),LVEF<0.30,肺动脉楔压(PCWP)>2.7 kPa(20 mmHg);④心脏重量/容积比减少;⑤血浆肾上腺素、心房利钠肽、肾素水平增高,心肌活检示有明显的组织学异常;⑥左心室内传导阻滞、复杂性室性心律失常。

第三节 肥厚型心肌病

肥厚型心肌病(HCM)是最常见的遗传性心血管病,目前发现引起 HCM 的致病基因有13 个,均为编码肌原纤维粗、细肌丝蛋白的基因,这些蛋白参与心脏的结构、收缩或调节功能。美国调查显示年轻人的发病率达 0.2%,阜外心血管病医院的研究调查发现成年人群的发病率达0.08%,HCM 是一种原发于心肌的疾病,有猝死的危险性,猝死原因主要是心室颤动。45%的 HCM 患者存在猝死危险因素。在美国 HCM 是运动相关性猝死的最常见的原因。常发生于平素健康的年轻人(包括运动员)。

一、临床特点

从毫无症状到心脏性猝死跨度很大。HCM 的症状大多开始于 30 岁以前,见于各个年龄段:婴儿期、儿童期、成年期等,偶见于老年患者,男女患病比例无明显差异。年轻的患者多无或者仅有轻微的临床症状,然而已经出现明显的左心室肥厚。主要临床症状有:呼吸困难、胸痛、心慌、乏力、头晕、甚至晕厥,15%~25%的 HCM 至少发生过一次晕厥。

心源性猝死(SCD):SCD 是 HCM 最为严重的并发症,并有可能是其第一临床表现。HCM 是青少年和运动员猝死的主要原因。SCD 常见于 10~35 岁年轻、无其他异常的患者和运动员,相反心力衰竭死亡多发生于中老年患者,HCM 有关的房颤导致的中风则几乎都见于老年患者。SCD 的危险性随年龄增长而逐渐下降,但不会消失,直至晚年仍会出现。到三级医疗中心就诊的患者年死亡率为 2%~4%,儿童患者甚至高达 6%。心肌缺血、心律失常、流出道梗阻等是其可能机制之一。

HCM 扩张相:为 HCM 终末阶段表现之一,10%~15%的患者出现左心室的扩张,肌肉组织缺失和纤维替代是其机制之一,后者是由供应心肌的小动脉的病变而引起的心肌缺血所致。HCM 进展为扩张相其他机制包括:透壁心肌梗死、酗酒和乙醇消融术后左心室几何形状扭曲等,遗传因素也可能参与其中。有人认为 HCM 扩张相是 HCM 合并 DCM,也有人认为这种观点不正确,应该是 HCM 的不同发展阶段。

大多数 HCM 患者无明显的体征。约 1/4 的患者可出现由于左心室流出道梗阻引发的收缩期杂音,该杂音出现于胸骨左缘,此杂音的一个典型特征是它依赖于心室容积,降低后负荷及静脉回流的生理学和药理学措施能增强杂音的程度(如 Valsalva 动作的站立位、吸入亚硝酸异戊酯),而增强后负荷及静脉回流的干预则能减低杂音(如 Valsalva 动作的下蹲位、应用肾上腺素)。这对梗阻性肥厚型心肌病的用药有重要意义。大多数存在明显左心室流出道压力阶差的患者还出现二尖瓣反流。极少数情况下,在肺部可闻及收缩期杂音,这是由于右心室流出道梗阻所致。

根据血流动力学和心肌肥厚的部位等不同,HCM 可分为不同的类型。

(一)根据血流动力学的不同分型

根据血流动力学的不同,临床上将 HCM 分两型。

1.非梗阻性 HCM

无论是在静息时还是在受激惹时，左心室流出道(LVOT)均无压力阶差出现[超声心动图检查 LVOT 压力阶差不超过 4.0 kPa(30 mmHg)]。

2.梗阻性 HCM

主要表现为 LVOT 梗阻和左心室中腔的梗阻，可能主要与肥厚的部位有关。一般情况下所说的梗阻性 HCM 主要指 LVOT 梗阻。另外根据左心室流出道梗阻的变化情况，可分为静息梗阻型——该型患者静息时即存在左心室流出道压力阶差[超声心动图检查 LVOT 压力阶差超过 4.0 kPa(30 mmHg)]；隐匿梗阻型——该型患者在静息时不存在 LVOT 压力阶差，但在受激惹后，如吸入亚硝酸异戊酯、期前收缩后等即出现 LVOT 压力阶差[超声心动图检查 LVOT 压力阶差超过 4.0 kPa(30 mmHg)]。这是临床上最常用的分型，有利于指导治疗措施的选择。

(二)根据肥厚的部位分型

根据肥厚的部位，HCM 分为以下 3 型。

1.心室间隔肥厚

此型最多见，其中 1/3 累及心室间隔基底部，构成主动脉瓣下狭窄，1/3 为整个心室间隔肥厚，1/3 肥厚的室间隔延长至乳头肌。心室间隔常与左心室后壁厚度之比>1.3，称为“不对称性 HCM”。

2.心尖肥厚

肥厚主要局限于左心室的心尖部，这种类型的肥厚多见于亚洲尤其是日本和中国香港，占所有 HCM 患者的 25%～40%，而欧美人群少见。

3.全心肥厚

约 5%的 HCM 患者表现为心室的弥漫性肥厚，这种类型的肥厚难以与继发性心肌肥厚鉴别。

其他非常少见的还有腱索或乳头肌 HCM、单心室或者单心房 HCM。

(三)根据家族史和遗传学规律分型

根据家族史和遗传学规律，HCM 可分为两种类型。

1.家族性 HCM(FHCM)

60%～70%的 HCM 患者呈家族性聚集，称之为 FHCM，绝大部分的家族性 HCM 为常染色体显性遗传性疾病，父母双方有一方携带致病的遗传缺陷，后代就有 50%的机会继承这个遗传缺陷。

2.散发性 HCM

无家族性聚集的 HCM 患者称为散发性 HCM。该分型有利于指导遗传学分析。

HCM 的诊断和分型主要依靠以下几种检查方法。

(1)超声心动图:超声心动图是诊断 HCM 极为重要的无创性方法,更重要的是可以根据各种测量数据,将 HCM 做进一步的分型,以利于临床诊治。超声心动图对于心尖部和非典型部位的诊断灵敏度差。

(2)心电图:80%以上的 HCM 患者的心电图有 ST-T 改变,大多数患者冠状动脉正常,少数心尖部局限性心肌肥厚的患者由于冠状动脉异常而有巨大倒置的 T 波;约 60%的患者有左心室肥大;有异常 Q 波的存在于 I、aVL、V_5、V_6 导联,大多是深而不宽的 Q 波,反映不对称性室间隔肥厚;部分患者合并预激综合征。心电图变化较早,且较为灵敏,但特异性差。

(3)动态心电图:24 小时动态心电图能够明确心律失常,尤其是室性心动过速,指导 HCM 的危险分层。

(4)运动试验:根据运动中血压的变化有助于危险分层。

(5)X 线检查:X 线检查没有明显的特点,可能见到左心室增大,也可能在正常范围。可见肺部淤血,但严重肺水肿少见。

(6)心脏磁共振:其敏感性高于超声心动图,但费用较高,对于诊断特殊部位的肥厚和不典型的肥厚最为灵敏。尤其近年来发现延迟显像可以明确心肌纤维化。

(7)基因诊断:基因诊断有望成为新的诊断标准的重要依据。但目前仅在大的医疗中心中开展,临床上尚未大规模应用。

(8)其他检查:核素心肌扫描可显示心肌肥厚的部位和程度。心肌活检是诊断 HCM 的金标准之一,但目前我国临床中少有开展。

二、诊断标准

2011 年 12 月美国心脏病基金会(ACCF)和美国心脏学会(AHA)发表了肥厚型心肌病诊断与治疗指南,进一步明确了肥厚型心肌病是一种不明原因的以左心室肥厚为特征的疾病,且不伴有心室腔扩大,除外了其他引起心脏肥厚的心血管或全身疾病。基因型阳性而表型为阴性者(无明显的心肌肥厚)应高度警惕。临床上,通常认为超声提示最大左心室壁厚度≥15 mm 可诊断为肥厚型心肌病,13 mm 至 14 mm 为临界值,特别是伴有其他危险因素(如

HCM 家族史）。

2017 年《中华心血管病杂志》发表的我国心肌病诊断与治疗建议制订了 HCM 详细的诊断标准。

（一）HCM 诊断标准

临床诊断 HCM 的主要标准：①超声心动图提示左心室壁和/或室间隔厚度超过 15 mm；②组织多普勒、磁共振发现心尖、近心尖室间隔部位肥厚，心肌致密或间质排列紊乱。

次要标准：①35 岁以内患者，12 导联心电图 I、aVL、V_4～V_6 导联 ST 下移，深对称性倒置T 波；②二维超声室间隔和左心室壁厚 11～14 mm；③基因筛查发现已知基因突变，或新的突变位点，与 HCM 连锁。

排除标准：①系统疾病，如高血压病、风湿性心脏病二尖瓣病、先天性心脏病（房间隔、室间隔缺损）及代谢性疾病伴发心肌肥厚；②运动员心脏肥厚。

临床确诊 HCM 标准：符合以下任何一项者：1 项主要标准＋排除标准；1 项主要标准＋次要标准 3 即阳性基因突变；1 项主要标准＋排除标准 2；次要标准 2 和 3；次要标准 1 和 3。

（二）FHCM 诊断标准

除发病就诊的先证者以外，三代直系亲属中有两个或以上成员诊断 HCM 或存在相同 DNA 位点变异。

诊断 FHCM 依据如下：①依据临床表现、超声诊断的 HCM 患者，除本人（先证者）以外，三代直系亲属中有两个或以上被确定为 HCM 或 HCM 致猝死患者；②HCM 患者家族中，两个或以上的成员发现同一基因，同一位点突变，室间隔或左心室壁超过 13 mm，青少年成员 11～14 mm；③HCM 患者及三代亲属中有与先证者相同基因突变位点，伴或不伴心电图、超声心动图异常者。符合三条中任何一条均诊断为 FHCM，该家族为 FHCM 家系。

心电图诊断标准：①在至少 2 个导联上出现 Q 波时间＞0.04 秒或深度超过其同一导联 R 波的 1/3；②Romhilt-Estes 计分方法判断为左心室肥厚≥4 分。

诊断标准如下。

（1）QRS 波幅：①肢体导联最大的 R 波或 S 波＞2.0 mV；②V_1 或者 V_2 导联的 S 波＞3.0 mV；③V_5 或 V_6 导联 R 波＞3.0 mV。具有以上任何一项者记 3 分。

（2）出现典型的 ST-T 左心室劳损征象：ST-T 向量与 QRS 波平均向量相反：①在未合并应用洋地黄类制剂时出现记 3 分；②在合并应用洋地黄类制剂时

出现记 1 分。

(3)出现左心房扩大(Vl 导联 P 波终末负电位>0.1 mV,时限>0.04 秒)时记 3 分。

(4)电轴左偏>－30°时记 2 分。

(5)QRS 波群间期>0.09 秒时记 1 分。

(6)V5 或 V6 内转折时间>0.05 秒时记 1 分。

在不存在束支传导阻滞的情况下,至少 2 个导联出现复极的异常,即 T 波的倒置。

绝大部分的 HCM 为家族性,因此患者在临床就诊时,医师一般建议患者的亲属也要到医院进行检查。对于肥厚型心肌病诊断与治疗,美国心脏病学会/欧洲心脏病学会专家共识中提倡对 HCM 患者的一级亲属(父母和子女)和其他的家族成员进行基因突变筛查,如果当地医院不具备基因诊断技术,也应该每年对有血缘关系的青春期的家系成员(12～18 岁)进行体格检查、12 导心电图和超声心动图检查。而对 18 岁以上的成年家系成员即使临床表现正常,也应该每5 年进行一次检查,因为有些基因突变所导致的 HCM 在成年后发病,也就是说呈年龄依赖性。而对 12 岁以下的儿童不建议进行常规检查,除非其家族患者危险性较高或者本人从事竞技性的体育运动。通过家族筛查发现的 HCM 患者,应该每 1.0～1.5 年进行一次临床检查,评定其危险性,有任何不适时应随时就诊。

原发性 HCM 的临床诊断并不难,凡是原因不明的心肌肥厚,不论是全心肥大还是局限性肥大,经超声心动图、心电图、心室造影等检查证实的患者,符合上述诊断标准可诊断。心室间隔增厚与左心室游离壁的厚度之比>1.3 的患者,并不一定为原发性非对称性 HCM 的必需条件。临床中可见有些高血压性心脏病患者比值>1.3,所以有人提出室间隔增厚与左心室游离壁的厚度之比>1.5,甚至>1.8时才能诊断 HCM。

三、鉴别诊断

HCM 应和以下几种疾病相鉴别。

(一)高血压病引起的心肌肥厚

有长期的高血压病史,常伴有眼底、肾功能等动脉硬化的临床指征。心脏超声检查没有 HCM 的特征表现,尽管有少部分患者可能有心室间隔增厚与左心室游离壁的厚度之比>1.3,但不伴有其他 HCM 的超声特点。目前指南认为对于 HCM 合并高血压的患者,认为有肌小节基因突变或左心室的厚度显著增厚

25 mm以上或伴有 SAM 现象、左心室流出道梗阻(LVOT)者可协助诊断肥厚型心肌病。

(二)冠心病

冠心病患者年龄多 40 岁以上,有冠心病的易患因素,如高血压病、高脂血症、长期吸烟、糖尿病等。冠心病患者的心室间隔可以增厚,很少见,但可能有室壁阶段性运动异常而且也没有 HCM 的超声心动图特征。

(三)主动脉瓣狭窄

该病为瓣膜本身受累,继发出现心肌肥厚,超声心动图可以明确病变特点及部位。

(四)心肌淀粉样变性

心肌淀粉样变性导致的心肌肥厚从传统的检查手段难以与 HCM 鉴别,但一般情况下淀粉样变性患者除心肌受累外,心外器官或者组织受累更为常见,心肌或者腹壁脂肪活检是最为可靠的确诊手段。

此外,在肥厚型心肌病的终末期,需要与扩张型心肌病相鉴别。其他如先天性心室间隔缺损、动脉导管未闭等疾病都各有特点,借助超声心动图、心电图、心导管等技术,可以和 HCM 相鉴别。

四、危险分层

预防猝死是关键。尽管 HCM 的猝死易发生于年轻人(<30 岁),但也可以发生于中年或更大年龄的患者,因此,年龄较大的患者并不能排除猝死的可能性。对所有 HCM 患者,特别是<60 岁的患者应该进行完善的、动态的危险分层评估,包括详细询问病史和家族史及体格检查、12 导联心电图、二维超声心动图、Holter 心电图监测及运动试验。危险分层应该根据时间和临床变化动态分析。HCM 的表现如左心室流出道梗阻、诱发性心肌缺血、房颤尽管队列分析不是猝死的独立危险因素,但可能增加某些患者的危险性。电生理检查心室程序刺激不作为 HCM 的常规检查,因为,其诱发的室性心动过速为非特异性的。实验室基因分型对患者进行危险分层,目前还未常规用于临床,在研究中心也受到很大限制。

2013 年 O'Mahony 等评估了 2003 年美国心脏病学会和欧洲心脏病学会及 2011 年美国心脏病学会和美国心脏学会关于肥厚性心脏病危险分层和猝死预防策略,发现非持续性室性心动过速、左心室极度肥厚、猝死家族史、不明原因的晕厥和运动时出现血压异常反应5个危险因素中,危险因素越多,猝死风险越大。

五、治疗注意事项

HCM治疗的目标是降低疾病的危险性,缓解症状,控制并发症。

应避免劳累、情绪波动等,禁止参加竞技性的体育运动和突然的剧烈的活动,许多患者在登楼梯或者赶公共汽车时突然晕厥或猝死,这时应宜加慎。建议戒烟戒酒,饮酒往往能够使流出道梗阻加重或者激惹静息状态下没有流出道梗阻的患者出现梗阻。体形肥胖的患者应该减肥。禁止使用加强心肌收缩力的药如洋地黄类、异丙肾上腺素以及减轻心脏负荷的药物如硝酸甘油等,因能使左心室流出道梗阻加重。

非梗阻型HCM的治疗没有特异性,晚期心脏移植是有效的手段之一。而梗阻型的HCM可选择的治疗方法较多。对无症状的HCM患者是否用药存在分歧,部分学者主张无症状不用药。

(一)药物治疗

1.β受体阻滞剂

β受体阻滞剂是治疗HOCM的一线药物,该类药物能使心肌收缩力减弱,减缓收缩期二尖瓣前向运动和减轻流出道梗阻,减少心肌氧耗,增加舒张期心室扩张,而且能减慢心率,延长舒张期,增加心搏出量和心肌有效灌注时间,同时本身有抗心律失常作用。初始用药有效率达60%～80%。使用β受体阻滞剂通常从小剂量开始,根据心率、左心室流出道压差逐渐调整剂量至最大耐受剂量,以能最大限度改善临床症状而又不引起心率过慢、血压过低为原则。常用的有普萘洛尔、美托洛尔等。

2.钙通道阻断剂

钙通道阻断剂是β受体阻滞剂的替代用药,该药阻断钙通道,减少钙内流,降低心肌收缩力,改善心肌的顺应性有利于心脏的舒张。代表药物维拉帕米。常用维拉帕米240～480 mg/d,顿服或分次口服,可使症状长期缓解;近年来还常用硫氮䓬酮30～60 mg,每天3次口服,有良好的效果。但对于严重流出道梗阻的患者使用钙通道阻断剂需要慎重。

3.抗心律失常药

主要用于控制快速室性心律失常与房颤,常用胺碘酮治疗,不仅能减少恶性心律失常,还可以缓解症状,使心绞痛发作减少。开始从每次200 mg,每天3～

4 次口服，5～7 天后心率减慢后，改为每天100～200 mg维持。另外胺碘酮也能和普萘洛尔联合使用，具有缓解心绞痛的优点，但剂量宜适当减少。

4.丙吡胺

丙吡胺为 Ia 类抗心律失常的药物，用于梗阻型 HCM 能够有效地降低流出道的压差，缓解梗阻，减轻患者的不适。日用量 300～600 mg。对于不能耐受β-受体阻滞剂或者维拉帕米的患者，丙吡胺是有效的选择之一。在 HCM 合并房颤时，丙吡胺可与 β-受体阻滞剂合用。使用此药物时注意监测 QT 间期。丙吡胺具有较强的负性肌力作用，合并心力衰竭时慎用。HCM 患者伴前列腺肥大者不用或慎用。

5.其他

螺内酯、辛伐他汀等药物能够逆转 HCM 心肌纤维化和心肌肥厚，改善心脏功能，有可能成为治疗 HCM 的有效药物，但目前尚缺乏一定规模的临床试验支持。

(二)外科手术治疗

外科手术是治疗内科治疗无效的梗阻型 HCM 的“金方法”，治疗效果较好，病死率较低1%～2%。适应证：药物治疗无效、症状明显、LVOT 压差静息时≥4.0 kPa(30 mmHg)或应激时≥6.7 kPa(50 mmHg)，且室间隔心肌极度肥厚、能够耐受手术。手术目的是使 LVOT 增宽，消除二尖瓣收缩期前移和间隔与二尖瓣的接触(SAM 征)，手术有效率为 70%～80%。最常用的手术方式是经主动脉途径的室间隔心肌切开或部分切除术(Morrow 术)，对于二尖瓣前叶明显冗长的患者可同时行二尖瓣前叶缝折术，以减少术后 SAM 征持续存在的可能。目前，外科治疗已经进展为“RPR”修复术式即切除-折叠-松解，对一些前室间隔上段厚度≤18 mm、手术切除易于导致室间隔穿孔或不适当的血流动力学改变者，心室腔中部梗阻、Morrow 术后仍持续有严重症状和 LVOT 梗阻者及二尖瓣本身病变伴严重二尖瓣反流(如二尖瓣脱垂)者，则需行二尖瓣置换术。手术可明显减少 LVOT 压差及二尖瓣关闭不全症状。主要并发症包括完全性房室传导阻滞、室间隔缺损和主动脉瓣反流等。

(三)经皮经腔间隔心肌消融术

经皮经腔间隔心肌消融术(PTSMA)是通过导管将乙醇注入前降支的一条或多条间隔支中，造成相应肥厚部分的心肌梗死，使室间隔基底部变薄，减轻左心室流出道压差和梗阻的方法，又称乙醇消融术。从 15 年前开展到目前为止，全世界超过3 000 例的患者接受了这种治疗措施，中短期的研究显示该方法能够有效地降低流出道压差，改善症状和增加活动耐量，但是，效果不及外科手术。我国目前有十数家医院能够开展此类治疗。

1.适应证

超声心动图证实符合 HOCM 的诊断标准，梗阻位于主动脉瓣下而非心室中部或其他部位，室间隔厚度≥15 mm；有明显的临床症状，如明显劳累性气短、心绞痛、晕厥等；药物治疗效果不佳，或不能耐受药物不良反应；导管测压显示 LVOT 压力阶差静息时≥6.7 kPa(50 mmHg)。若有明显晕厥(需除外其他原因)等临床症状，压差可适当放宽；心脏血管解剖适于行 PTSMA。

2.非适应证

非梗阻型肥厚性心肌病；合并必须进行心脏外科手术的疾病，如严重二尖瓣病变、冠状动脉三支病交等；无或仅有轻微临床症状，即使 LVOT 压差高亦不应进行 PTSMA 治疗；不能确定靶间隔支或球囊在间隔支固定不确切。年龄虽无限制，但原则上对年幼及高龄患者应更慎重，权衡利弊后再决定是否行 PTSMA 治疗。

PTSMA 并发症：①治疗相关死亡率在 2%～4%；②高度或三度房室传导阻，需要安装起搏器治疗，占 2%～10%；③束支传导阻滞：发生率可达 50%，以右束支为主；④非控制性心肌梗死：与前降支撕裂、乙醇泄漏、注入部位不当等有关；⑤急性二尖瓣关闭不全，需要急诊外科手术治疗。

PTSMA 虽是很有潜力的治疗方法，但有关经验和长期安全性随访资料均有限。因为毕竟是造成了局部的心肌瘢痕，所以术中、术后均会有室性心律失常发生的可能，建议最好局限于一些有经验的医院和专家，以便将治疗危险性降到最低，避免造成不必要的心肌损伤和医源性心律失常。

(四)安置 DDD 型永久起搏器

植入双腔 DDD 型永久起搏器对有严重症状的梗阻型 HCM 可能有用，但其确切的疗效仍有待证实。肥厚型心肌病诊断与治疗 2003 年美国心脏病学会/欧洲心脏病学会专家共识中仍建议把安置 DDD 型永久起搏器作为外科手术的替代措施。缓解梗阻的机制推测与心室电极放置于右心室心尖部，左心室壁收缩方式发生变化，收缩时二尖瓣向室间隔移位减少所致。有研究发现，永久起搏缓解梗阻的效果与安慰组相同。因此不鼓励置入双腔起搏器作为药物难治性 HCM 患者的首选方案。

(五)心源性猝死的预防

埋藏式心脏复律除颤器(ICD)是预防 HCM 猝死最有效的治疗措施。有几项研究支持这种观点,包括一个 HCM 高危患者多中心前瞻性研究。3 年中 ICDs 在近 25%的患者中有效终止了致命性心律失常,无论左心室肥厚的特点如何。置入 ICD 每年有 11%用于二级预防,约 5%用于一级预防。初次适时放电的平均年龄为 40 岁,为较年轻的 HCM 患者,有 1/4 发生于致命性心律失常。临床上推荐有一个或多个危险因素的患者预防性安装 ICD(如有猝死家族史的患者),作为一级预防。有些调查(大多在欧洲)存在局限性,在考虑安装 ICD 前,患者需要具备 2 个或2 个以上危险因素。然而,许多尚不够安装 ICD 指征的仅有一个危险因素的 HCM 患者但仍然存在猝死的危险性。如左心室显著肥厚(≥30 mm),即使没有严重心律失常,仍是未来发生猝死的独立危险因素。对于这样的患者临床上需要慎重考虑。

目前发现 β-阻断剂、钙通道阻滞剂和 I-A 类抗心律失常药(如奎尼丁、普鲁卡因胺)对预防猝死无效。小剂量胺碘酮能有效改善 HCM 患者的生存率,但是应该监测药物的毒性作用。

第七章　心脏瓣膜病

第一节　二尖瓣狭窄

一、病因与病理

（一）风湿热

虽然近几十年来风湿性心脏瓣膜病的发生率逐年降低，但仍是临床上二尖瓣狭窄（mitral stenosis，MS）的常见病因。风湿性心脏病患者中约25%为单纯二尖瓣狭窄，40%为二尖瓣狭窄并二尖瓣关闭不全。其中女性患者占2/3。一般而言，从急性风湿热发作到形成重度二尖瓣狭窄，至少需2年，在温带气候大多数患者能保持十年以上的无症状期。风湿热反复多次发作者易罹患二尖瓣狭窄。

风湿性二尖瓣损害，早期病理变化为瓣膜交界处和基底部发生水肿、炎症及赘生物形成，随后由于纤维蛋白的沉积和纤维性变，发生瓣叶交界处粘连、融合，瓣膜增粗、硬化、钙化，腱索缩短并相互粘连，限制瓣膜的活动与开放，致使瓣口狭窄，与鱼嘴或钮孔相似。一般后瓣病变程度较前瓣重，后瓣显著增厚、变硬、钙化、缩短，甚至完全丧失活动能力，而前瓣仍能上下活动者并不罕见。

（二）二尖瓣环及环下区钙化

常见于老年人退行性变。尸检发现，50岁以上人群中约10%有二尖瓣环钙化，其中糖尿病患者尤为多见，女性比男性多2～3倍，超过90岁的女性患者二尖瓣环钙化率高达40%以上。偶见于年轻人，可能与合并马方综合征或钙代谢异常有关。

瓣环钙化可影响二尖瓣的正常启闭,引起狭窄和/或关闭不全。钙化通常局限于二尖瓣的瓣环处,多累及后瓣。然而,最近研究表明,老年人二尖瓣环钙化,其钙质沉着主要发生于二尖瓣环的前方及后方,而非真正的瓣环处,钙化延伸至膜部室间隔或希氏束及束支时,可引起心脏传导功能障碍。

(三)先天性发育异常

单纯先天性二尖瓣狭窄甚为少见。

(四)其他罕见病因

如结缔组织病、恶性类癌瘤、多发性骨髓瘤等。

二、病理生理

正常人二尖瓣开放时瓣口面积为 4～6 cm^2,当瓣口面积<2.5 cm^2 时,才会出现不同程度的临床症状。临床上根据瓣口面积缩小程度不同,将二尖瓣狭窄分为轻度(2.5～1.5 cm^2)、中度(1.5～1.0 cm^2)、重度(<1.0 cm^2)狭窄。根据二尖瓣狭窄程度和代偿状态分为以下 3 期(图 7-1)。

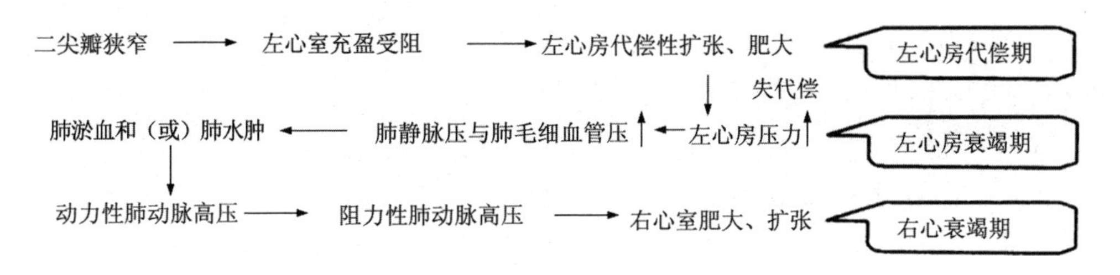

图 7-1 二尖瓣狭窄血流动力学图解

(一)左心房代偿期

轻度二尖瓣狭窄时,只需在心室快速充盈期、心房收缩期存在压力梯度,血液便可由左心房充盈左心室。因此左心房发生代偿性扩张及肥大以增强收缩力,延缓左心房压力的升高。此期内,临床上可在心尖区闻及典型的舒张中、晚期递减型杂音,收缩期前增强(左心房收缩引起)。患者无症状,心功能完全代偿,但有二尖瓣狭窄的体征(心尖区舒张期杂音)和超声心动图改变。

(二)左心房衰竭期

随着二尖瓣狭窄程度的加重,左心房代偿性扩张、肥大及收缩力增强难以克服瓣口狭窄所致血流动力学障碍时,房室压力梯度必须存在于整个心室舒张期,房室压力阶差在 2.7 kPa(20 mmHg)以上,才能维持安静时心排血量,因此左心房压力升高。由于左心房与肺静脉之间无瓣膜存在，当左心房压力升至3.3～4.0 kPa(25～30 mmHg)时，肺静脉与肺毛细血管压力亦升至3.3～4.0 kPa(25～30 mmHg)，超过血液胶体渗透压水平，引起肺毛细血管渗出。若肺毛细血管渗出速度超过肺淋巴管引流速度，可引起肺顺应性下降，发生呼吸功能障碍和低氧血症，同时，血浆及血细胞渗入肺泡内，可引起急性肺水肿，出现急性左心房衰竭表现。本期患者可出现劳力性呼吸困难，甚至端坐呼吸、夜间阵发性呼吸困难，听诊肺底可有湿啰音，胸部X线检查常有肺淤血和/或肺水肿征象。

(三)右心衰竭期

长期肺淤血可使肺顺应性下降。早期，由于肺静脉压力升高，可反射性引起肺小动脉痉挛、收缩，肺动脉被动性充血而致动力性肺动脉高压，尚可逆转。晚期，因肺小动脉长期收缩、缺氧，致内膜增生、中层肥厚，肺血管阻力进一步增高，加重肺动脉高压。肺动脉高压虽然对肺毛细血管起着保护作用，但明显增加了右心负荷，使右心室壁肥大、右心腔扩大，最终引起右心衰竭。此时，肺淤血和左心衰竭的症状反而减轻。

三、临床表现

(一)症状

1.呼吸困难和乏力

当二尖瓣狭窄进入左心房衰竭期时，可产生不同程度的呼吸困难和乏力，是二尖瓣狭窄的主要症状。前者为肺淤血所引起，后者是心排血量减少所致。早期仅在劳动、剧烈运动或用力时出现呼吸困难，休息即可缓解，常不引起患者注意。随狭窄程度的加重，日常生活甚至静息时也感气促，夜间喜高枕，甚至不能平卧，须采取半卧位或端坐呼吸，上述症状常因感染(尤其是呼吸道感染)、心动过速、情绪激动、心房颤动诱发或加剧。

2.心悸

心慌和心前区不适是二尖瓣狭窄的常见早期症状。早期与偶发的房性期前收缩有关，后期发生心房颤动时心慌常是患者就诊的主要原因。自律性或折返活动引起的房性期前收缩，可刺激左心房易损期而引起心房颤动，由阵发性逐渐发展为持续性。而心房颤动又可引起心房肌的弥漫性萎缩，导致心房增大及不应期、传导速度更加不一致，最终导致不可逆心房颤动。快心室率心房颤动时，心室舒张期缩短，左心室充盈减少，左心房压力升高，可诱发急性肺水肿的发生。

3.胸痛

15%的患者主诉胸痛，其产生原因：①心排血量下降，引起冠状动脉供血不足，或伴冠状动脉粥样硬化和/或冠状动脉栓塞。②右心室压力升高，冠状动脉灌注受阻，致右心室缺血。③肺动脉栓塞，常见于右心衰竭患者。

4.咯血

咯血发生于10%的患者。二尖瓣狭窄并发的咯血有如下几种。

(1)突然出血：出血量大，有时称为肺卒中，却很少危及生命。因为大出血后，静脉压下降，出血可自动停止。此种咯血是由于突然升高的左心房和肺静脉压，传至薄而扩张的支气管静脉壁使其破裂所致，一般发生于病程早期。晚期，因肺动脉压力升高，肺循环血流量有所减少，该出血情况反而少见。

(2)痰中带血：二尖瓣狭窄患者，因支气管水肿罹患支气管炎的机会增多，若支气管黏膜下层微血管破裂，则痰中带有血丝。

(3)粉红色泡沫痰：急性肺水肿的特征性表现，是肺泡毛细血管破裂，血液、血浆与空气互相混合的缘故。

(4)暗红色血液痰：病程晚期，周围静脉血栓脱落引起肺栓塞时的表现。

5.血栓栓塞

左心房附壁血栓脱落引起动脉栓塞，是二尖瓣狭窄常见的并发症。在抗凝治疗和手术治疗时代前，二尖瓣病变患者中，约1/4死亡继发于栓塞，其中80%见于心房颤动患者。若为窦性心律，则应考虑一过性心房颤动及潜在感染性心内膜炎的可能。35岁以上的患者合并心房颤动，尤其伴有心排血量减少和左心耳扩大时是形成栓子的最危险时期，主张接受预防性抗凝治疗。

6.吞咽困难、声嘶

增大的左心房压迫食管，扩张的左肺动脉压迫左喉返神经所致。

7.感染性心内膜炎

增厚、钙化的瓣膜少发。

8.其他

肝大、体静脉压增高、水肿、腹水，均为重度二尖瓣狭窄伴肺血管阻力增高及右心衰竭的症状。

(二)体征

重度二尖瓣狭窄患者常有“二尖瓣面容”——双颧呈绀红色。右心室肥大时，心前区可扪及抬举性搏动。

1.二尖瓣狭窄的心脏体征

(1)心尖冲动正常或不明显。

(2)心尖区 S_1 亢进是二尖瓣狭窄的重要特点之一,二尖瓣狭窄时,左心房压力升高,舒张末期左心房室压力阶差仍较大,且左心室舒张期充盈量减少,二尖瓣前叶处于心室腔较低位置,心室收缩时,瓣叶突然快速关闭,可产生亢进的拍击样 S_1。S_1 亢进且脆,说明二尖瓣前叶活动尚好,若 S_1 亢进且闷,则提示前叶活动受限。

(3)开瓣音亦称二尖瓣开放拍击音,由二尖瓣瓣尖完成开放动作后瓣叶突然绷紧而引起,发生在二尖瓣穹隆进入左心室的运动突然停止之际。

(4)心尖部舒张中、晚期递减型隆隆样杂音,收缩期前增强,是诊断二尖瓣狭窄的重要体征。心室舒张二尖瓣开放的瞬间,左心房室压力梯度最大,产生杂音最响,随着左心房血液充盈到左心室,房室压力梯度逐渐变小,杂音响度亦逐渐减轻,最后左心房收缩将15%～25%的血液灌注于左心室,产生杂音的收缩期前增强部分。心房颤动患者,杂音收缩期前增强部分消失。但据 Criley 氏报道,此时若左心房压力超过左心室压力 1.3 kPa(10 mmHg)或更高,则可有收缩期前增强部分。

二尖瓣狭窄的舒张期杂音于左侧卧位最易听到,对于杂音较轻者,可嘱运动、咳嗽、用力呼气或吸入亚硝酸异戊酯等方法使杂音增强。拟诊二尖瓣狭窄而又听不到舒张期杂音时,可嘱患者轻微运动(仰卧起坐 10 次)后左侧卧位,或左侧卧位后再深呼吸或干咳数声,杂音可于最初 10 个心动周期内出现。杂音响度还与瓣口狭窄程度及通过瓣口的血流量和血流速度有关。在一定限度内,狭窄愈重,杂音愈响,但若狭窄超过某一范围,以致在左心室形成漩涡不明显或不引起漩涡,反而使杂音减轻或消失,后者即所谓的"无声性二尖瓣狭窄"。

2.肺动脉高压和右心室肥大的体征

(1)胸骨左缘扪及抬举性搏动。

(2)P_2 亢进、S_2 分裂,肺动脉高压可引起 S_2 的肺动脉瓣成分亢进,肺动脉压进一步升高时,右心室排血时间延长,S_2 分裂。

(3)肺动脉扩张,于胸骨左上缘可闻及短的收缩期喷射性杂音和递减型高调哈气性舒张早期杂音(Graham Steell 杂音)。

(4)右心室肥大伴三尖瓣关闭不全时,胸骨左缘四、五肋间有全收缩期吹风样杂音,吸气时增强。

四、辅助检查

(一)心电图检查

中、重度二尖瓣狭窄,可显示特征性改变。左心房肥大(P 波时限>0.12 秒,并呈双峰波形,即所谓"二尖瓣型 P 波"(图 7-2),是二尖瓣狭窄的主要心电图特征,可见于 90%的显著二尖瓣狭窄伴窦性心律者。心房颤动时,V_1 导联颤动波幅超过 0.1 mV,也提示存在心房肥大。

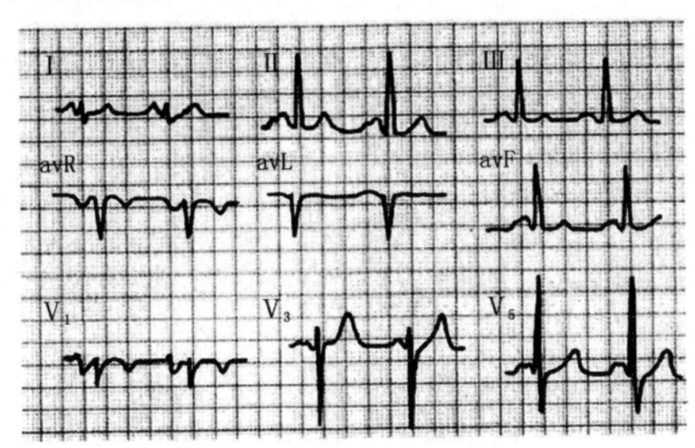

图 7-2 左心房肥大:二尖瓣型 P 波

右心室收缩压低于 9.3 kPa(70 mmHg)时右心室肥大少见;介于 9.3~13.3 kPa(70~100 mmHg)之间时,约 50%患者可有右心室肥大的心电图表现;超过 13.3 kPa(100 mmHg)时,右心室肥大的心电图表现一定出现(图 7-3)。

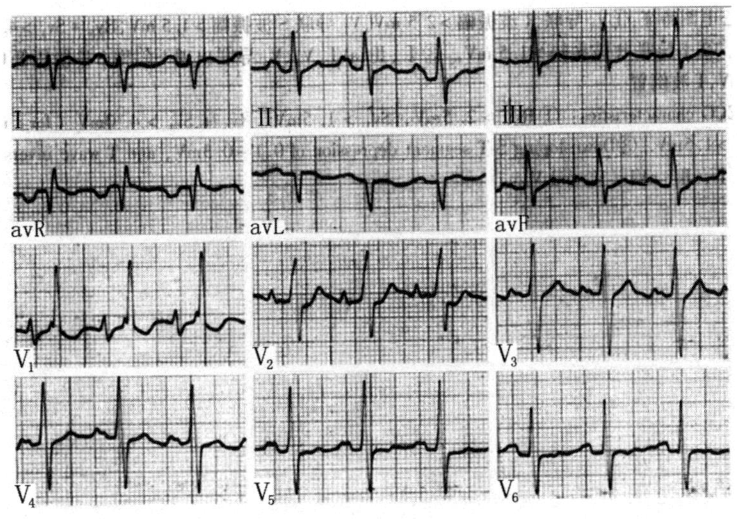

图 7-3 左心房肥大,右心室肥大

心律失常在二尖瓣狭窄患者早期可表现为房性期前收缩，频发和多源房性期前收缩往往是心房颤动的先兆，左心房肥大的患者容易出现心房颤动。

（二）X 线检查

轻度二尖瓣狭窄心影可正常。

左心房肥大时，正位片可见增大的左心房在右心室影后面形成一密度增高的圆形阴影，使右心室心影内有双重影。食管吞钡检查，在正位和侧位分别可见食管向右向后移位。

肺动脉高压和右心室肥大时，正位片示心影呈“梨形”，即“二尖瓣型”心，尚可见左主支气管上抬。肺部表现主要为肺淤血，肺门阴影加深。由于肺静脉血流重新分布，常呈肺上部血管阴影增多而下部减少。肺淋巴管扩张，在正位及左前斜位可见右肺外下野及肋膈角附近有水平走向的纹状影，即 Kerley B 线，偶见 Kerley A 线（肺上叶向肺门斜行走行的纹状影）。此外，长期肺淤血尚可引起肺野内含铁血黄素沉积点状影。

严重二尖瓣狭窄和老年性瓣环及环下区钙化者，胸片相应部位可见钙化影。

（三）超声心动图检查

超声心动图是诊断二尖瓣狭窄较有价值的无创伤性检查方法，有助于了解二尖瓣的解剖和功能情况。

1.M 型超声心动图

（1）直接征象：二尖瓣前叶活动曲线和 EF 斜率减慢，双峰消失，前后叶同向运动，形成所谓“城墙样”图形。

（2）间接征象：左心房肥大，肺动脉增宽，右心房、右心室肥大。

2.二维超声心动图

（1）直接征象：二尖瓣叶增厚，回声增强，活动僵硬，甚至钙化，二尖瓣舒张期开放受限，瓣口狭窄，交界处粘连。

（2）间接征象：瓣下结构钙化，左心房附壁血栓。

3.多普勒超声心动图

二尖瓣口可测及舒张期高速射流频谱，左心室内可有湍流频谱，测定跨二尖瓣压力阶差可判定狭窄的严重程度。彩色多普勒检查可显示舒张期二尖瓣口高速射流束及多色镶嵌的反流束。

4.经食管超声心动图

采用高频探头，直接在左心房后方探查，此法在探查左心房血栓方面更敏感，可达90%以上。

（四）心导管检查

仅在决定是否行二尖瓣球囊扩张术或外科手术治疗前，需要精确测量二尖瓣口面积及跨瓣压差时才做心导管检查。

（五）其他检查

抗链球菌溶血素O（ASO）滴度1∶400以上、血沉加快、C反应蛋白阳性等，尤见于风湿活动患者。长期肝淤血患者可有肝功能指标异常。

二尖瓣狭窄的临床表现及实验室检查与血流动力学变化密切相关，血流动力学发展的每一阶段，均可引起相应的临床表现及实验室检查结果。

五、并发症

（一）心房颤动

见于晚期患者，左心房肥大是心房颤动持续存在的解剖学基础。出现心房颤动后，心尖区舒张期隆隆样杂音可减轻，且收缩期前增强消失。心房颤动早期可能是阵发性的，随着病程发展多转为持续性心房颤动。

（二）栓塞

多见于心房颤动患者，以脑梗死多见，栓子也可到达全身其他部位。

（三）急性肺水肿

这是重度二尖瓣狭窄严重而紧急的并发症，病死率高。往往由于剧烈体育活动、情绪激动、感染、妊娠或分娩、快心室率心房颤动等诱发，可导致左心室舒张充盈期缩短，左心房压升高，进一步引起肺毛细血管压升高，致使血浆渗透到组织间隙或肺泡，引起急性肺水肿。患者突发呼吸困难、不能平卧、发绀、大汗、咳嗽及咳粉红色泡沫样浆液痰，双肺布满湿啰音，严重者可昏迷或死亡。

（四）充血性心力衰竭

晚期50%～75%的患者发生右心充血性心力衰竭，是此病常见的并发症及主要致死原因。呼吸道感染为心力衰竭的常见诱因，年轻女性妊娠、分娩常为主要诱因。临床上主要表现为肝区疼痛、食欲缺乏、黄疸、水肿、尿少等症状，体检有颈静脉怒张、肝大、腹水及下肢浮肿等。

(五)呼吸道感染

二尖瓣狭窄患者，常有肺静脉高压、肺淤血，因此易合并支气管炎、肺炎。

(六)感染性心内膜炎

单纯二尖瓣狭窄较少发生。风湿性瓣膜病患者在行牙科手术或其他能引起菌血症的手术时，应行抗生素预防治疗。

六、诊断与鉴别诊断

根据临床表现，结合有关实验室检查，尤其是超声心动图检查多能做出诊断。但应与其他引起心尖部舒张期杂音的疾病相鉴别(表 7-1)。

表 7-1　其他疾病引起的心尖部舒张期杂音特点

相对性二尖瓣狭窄	严重的二尖瓣关闭不全左向右分流的先天性心脏病，如 VSD，PDA 等此杂音的产生是由于血容量增加，致二尖瓣相对狭窄所致
Carey-Coombs 杂音	急性风湿热时活动性二尖瓣瓣膜炎征象该杂音柔和，发生于舒张早期，变化较大，比器质性二尖瓣狭窄的音调高可能由严重的二尖瓣反流通过非狭窄的二尖瓣口所致，也可能是一短的紧随 S_3 的杂音
Austin-Flint 杂音	见于主动脉瓣关闭不全等疾病该杂音历时短，性质柔和，吸入亚硝酸异戊酯后杂音减轻应用升压药后杂音可增强
三尖瓣狭窄	慢性肺心病患者，由于右心室肥大，心脏顺时针转位可在心尖部听到三尖瓣相对性狭窄所致的杂音
左心房黏液瘤	左心房黏液瘤部分堵塞二尖瓣口所致，与体位有关

七、治疗

狭窄程度轻无明显临床症状者，无须治疗，应适当避免剧烈运动，风湿热后遗症者应预防风湿热复发。有症状的二尖瓣患者，应予以积极治疗。

(一)内科治疗

1.一般治疗

适当休息，限制钠盐入量(2 g/d)，使用利尿剂，通过减轻心脏前负荷改善肺淤血症状。

急性肺水肿的处理：洋地黄的应用需谨慎，因洋地黄可增强右心室收缩力，有可能使右心室射入肺动脉内的血量增多，导致肺水肿的加重，但可应用常规负荷量的1/2～2/3，其目的是减慢心率而非增加心肌收缩力，以延长舒张期，改善左心室充盈，提高左心室搏出量。适合于合并快心室率心房颤动和室上性心动过速者。

栓塞性并发症的处理：有体循环栓塞而不能手术治疗的患者，可口服抗凝剂，如华法林等。对于有栓塞危险的患者，包括心房颤动、40 岁以上伴巨大左心房者，也应接受口服抗凝药治疗。

心律失常的处理：快心室率心房颤动应尽快设法减慢心室率，可使用洋地黄类药物，若疗效不满意，可联合应用地尔硫䓬、维拉帕米或β受体阻滞剂。对于轻度二尖瓣狭窄患者不伴巨大左心房，心房颤动＜6 个月，可考虑药物复律或电复律治疗。

2.介入治疗

经皮球囊二尖瓣成形术（PBMV）是治疗二尖瓣狭窄划时代的进展，患者无须开胸手术，痛苦小，康复快，且具有成功率高、疗效好的特点。

（1）PBMV 的适应证：①中、重度单纯二尖瓣狭窄，瓣叶柔软，无明显钙化，心功能Ⅱ、Ⅲ级是 PBMV 最理想的适应证；轻度二尖瓣狭窄有症状者亦可考虑；心功能Ⅳ级者需待病情改善，能平卧时才考虑。②瓣叶轻、中度钙化并非禁忌，但若严重钙化且与腱索、乳头肌融合者，易并发二尖瓣关闭不全，因此宜做瓣膜置换手术。③合并慢性心房颤动患者，心腔内必须无血栓。④合并重度肺动脉高压，不宜外科手术者。⑤合并轻度二尖瓣关闭不全，左心室无明显肥大者。⑥合并轻度主动脉瓣狭窄或关闭不全，左心室无明显肥大者。

（2）PBMV 禁忌证：①合并中度以上二尖瓣关闭不全。②心腔内有血栓形成。③严重钙化，尤其瓣下装置病变者。④风湿活动。⑤合并感染性心内膜炎。⑥妊娠期，因放射线可影响胎儿，除非心功能Ⅳ级危及母子生命安全。⑦全身情况差或合并其他严重疾病。⑧合并中度以上的主动脉瓣狭窄和/或关闭不全。

（二）外科治疗

目的在于解除瓣口狭窄，增加左心搏出量，改善肺血循环。

（1）手术指征：凡诊断明确，心功能Ⅱ级以上，瓣口面积小于 1.2 cm^2 而无明显禁忌证者，均适合手术治疗。严重二尖瓣狭窄并发急性肺水肿患者，如内科治疗效果不佳，可行急诊二尖瓣扩张术。

（2）手术方式：包括闭式二尖瓣分离术、直视二尖瓣分离术、瓣膜修补术或人工瓣膜替换术。

八、预后

疾病的进程差异很大，从数年至数十年不等。预后主要取决于狭窄程度及心脏肥大程度，是否多瓣膜损害及介入、手术治疗的可能性等。

一般而言，首次急性风湿热发作后，患者可保持10～20年无症状。然而，出现症状后如不积极进行治疗，其后5年内病情进展非常迅速。研究表明，有症状的二尖瓣狭窄患者5年死亡率为20%，10年死亡率为40%。

第二节　二尖瓣关闭不全

一、病因

二尖瓣关闭不全（mitral incompetence，MI）严格来说不是一种原发病而是一种临床综合征。任何引起二尖瓣复合装置包括二尖瓣环、瓣膜、腱索、乳头肌病变的因素都可导致二尖瓣关闭不全，其诊断容易但确定病因难。按病程进展的速度和病程的长短可分为急性和慢性。

（一）慢性病变

慢性二尖瓣关闭不全进展缓慢、病程较长，病因包括以下几点。

（1）风湿性心脏病：在不发达国家风湿性心脏病引起者占首位，其中半数以上合并二尖瓣狭窄。

（2）退行性病变：在发达国家，二尖瓣脱垂为最多见原因；二尖瓣黏液样退行性变、二尖瓣环及环下区钙化等退行性病变也是常见原因。

（3）冠心病：常见于心肌梗死致乳头肌功能不全。

（4）其他少见原因：先天性畸形、系统性红斑狼疮、风湿性关节炎、心内膜心肌纤维化等。

（二）急性病变

急性二尖瓣关闭不全进展快、病情严重、病程短，病因包括以下几点。

（1）腱索断裂：可由感染性心内膜炎、二尖瓣脱垂、急性风湿热及外伤等原因引起。

(2)乳头肌坏死或断裂:常见于急性心肌梗死致乳头肌缺血坏死而牵拉作用减弱。

(3)瓣膜毁损或破裂:多见于感染性心内膜炎。

(4)心瓣膜替换术后人工瓣膜裂开。

二、病理生理

由于风湿性炎症使二尖瓣瓣膜纤维化、增厚、萎缩、僵硬、畸形,甚至累及腱索和乳头肌使之变粗、粘连、融合缩短,致使瓣膜在心室收缩期不能正常关闭,血液由左心室向左心房反流,病程长者尚可见钙质沉着。

(一)慢性病变

慢性二尖瓣关闭不全者,依病程进展可分为左心室代偿期、左心室失代偿期和右心衰竭期3个阶段(图7-4)。

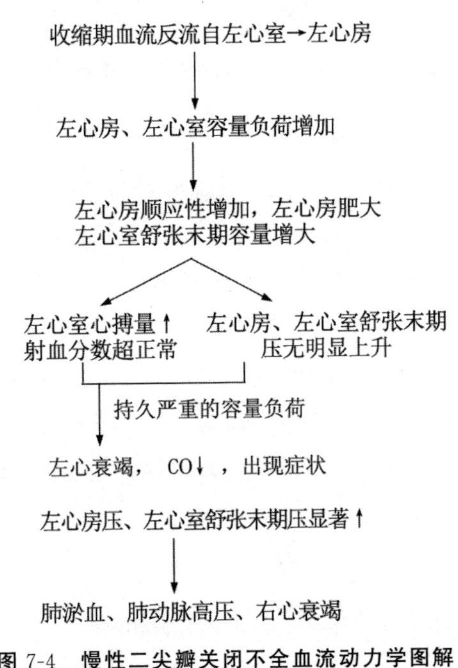

图7-4 慢性二尖瓣关闭不全血流动力学图解

二尖瓣关闭不全时,在心室收缩期左心室内的血流存在两条去路,即通过主动脉瓣流向主动脉和通过关闭不全的二尖瓣流向左心房。这样,在左心房舒张期,左心房血液来源除通过4条肺静脉回流外,还包括左心室反流的血液而使其容量和压力负荷增加。由于左心房顺应性好,在反流血液的冲击下,左心房肥大,缓解了左心房压力的增加,且在心室舒张期,左心房血液迅速注入左心室而使容量负荷迅速下降，延缓了左心房压力的上升，这实际上是左心房的一种代偿机制，体积增大而压力正常（图 7-5），可使肺静脉与肺毛细血管压长期维持正常。与急性二尖瓣关闭不全相比，肺淤血发生晚、较轻，患者主述乏力而呼吸困难。

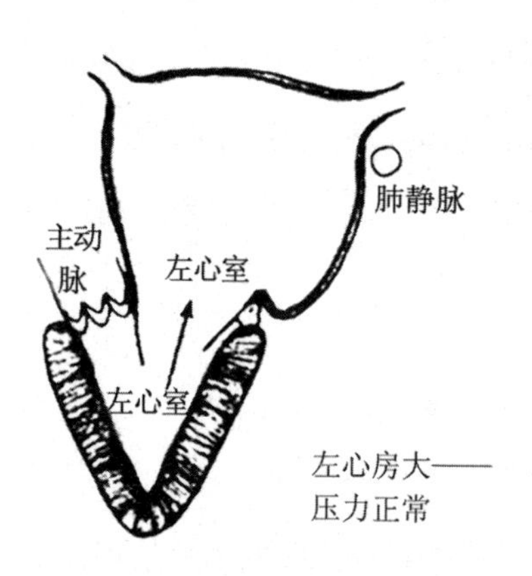

图 7-5 慢性二尖瓣关闭不全

对于左心室，在心室收缩期由于反流，使得在舒张期时由左心房流入左心室的血液除了正常肺循环回流外还包括反流的部分，从而增加了左心室的容量负荷。早期左心室顺应性好，代偿性扩大而使左心室舒张末期压力上升不明显，且收缩时左心室压力迅速下降，减轻了室壁紧张度和能耗而有利于代偿。左心室这种完善的代偿机制，可在相当长时间（20 年以上）无明显左心房肥大和肺淤血，左心排血量维持正常而无临床症状。但一旦出现临床症状说明病程已到一定阶段，心排血量迅速下降而致头昏、困倦、乏力，迅速出现左心衰竭、肺水肿、肺动脉高压和右心衰竭，心功能达Ⅳ级，成为难治性心力衰竭，病死率高，患者出现呼吸困难、体循环淤血症状。

（二）急性病变

急性二尖瓣关闭不全早期反流量大，进展迅速，左心房、左心室容量和压力负荷迅速增加，没有经过充分的代偿即出现急性左心衰竭，使得心排血量迅速下降，心室压力上升，左心房及肺静脉压迅速上升，导致肺淤血和肺间质水肿。患者早期即出现呼吸困难、咯血等左心衰竭和肺淤血症状，病程进展迅速，多较快死于急性左心衰竭。由于来不及代偿，左心房、左心室肥大不明显（图 7-6、图 7-7），X 线检查示左心房、左心室大小正常，反流严重者可见肺淤血和肺间质水肿征象。

收缩期血流反流自左心室→左心房

↓

左心房、左心室容量负荷骤增

↓ 急性扩张能力有限

左心室舒张末期压、左心房压急剧↑

↓

急性左心衰竭：肺淤血
急性肺水肿

图 7-6 急性二尖瓣关闭不全血流动力学图解

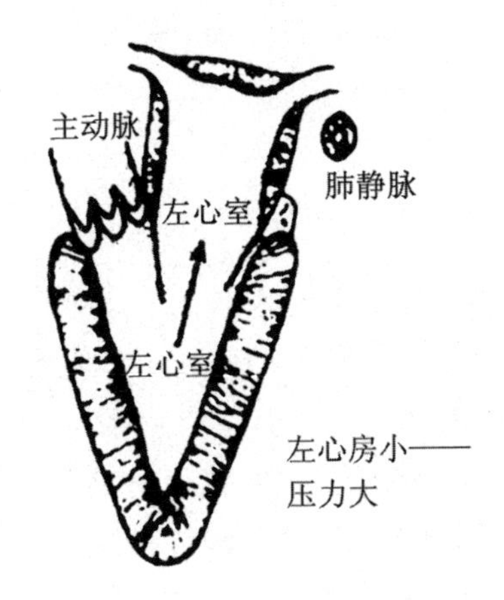

图 7-7 急性二尖瓣关闭不全

三、临床表现

(一)症状

1.慢性病变

患者由于左心良好的代偿功能而使病情有无症状期长，有症状期短的特点。

(1)代偿期：左心代偿功能良好，心排血量维持正常，左心房压力及肺静脉压也无明显上升，患者可多年没有明显症状，偶有因左心室舒张末期容量增加而引起的心悸。

(2)失代偿期：患者无症状期长，通常情况下，从初次感染风湿热到出现明显二尖瓣关闭不全的症状，时间可长达 20 年之久。但一旦出现临床症状即说明已进入失代偿期。随着左心功能的失代偿，心排血量迅速下降，患者出现疲劳、头昏、乏力等症状。左心室舒张末期压力迅速上升，左心房、肺静脉及肺毛细血管压上升，引起肺淤血及间质水肿，出现劳力性呼吸困难，开始为重体力劳动或剧烈运动时出现，随着左心衰竭的加重，出现夜间阵发性呼吸困难及端坐呼吸等。

(3)右心衰竭期：肺淤血及肺水肿使肺小动脉痉挛硬化而出现肺动脉高压，继而引起右心衰竭，患者出现体循环淤血症状，如肝大、上腹胀痛、下肢浮肿等。

2.急性病变

轻度二尖瓣反流仅有轻度劳力性呼吸困难。严重反流，病情常短期内迅速加重，患者出现呼吸困难，不能平卧，咯粉红色泡沫痰等急性肺水肿症状，随后可出现肺动脉高压及右心衰竭征象。处理不及时，则心排血量迅速下降出现休克，患者常迅速死亡。

(二)体征

1.慢性病变

(1)代偿期。

1)心尖冲动：呈高动力型，左心室肥大时向左下移位。

2)心音：①瓣叶缩短所致的重度关闭不全(如风湿性心脏病)，S_1 常减弱。②S_2 分裂，代偿期无肺动脉高压时，由于左心室射血时间缩短，主动脉提前关闭，产生 S_2 分裂，吸气时明显；失代偿产生肺动脉高压后，肺动脉瓣延迟关闭可加重 S_2 分裂。③心尖区可闻及 S_3，大约出现在第二心音后 0.10～0.18 秒，是中重度二尖瓣关闭不全的特征性体征，卧位时明显，其产生是由于血液大量快速流入左心室使之充盈过度，引起肥大的左心室壁振动所致。

3)心脏杂音：心尖区全收缩期吹风样杂音，是二尖瓣关闭不全的典型体征。其强度取决于瓣膜损害程度、反流量及左心房、室压差，可以是整个收缩期强度均等，也可以是收缩中期最强，然后减弱。杂音在左心衰竭致反流量小时可减弱，在吸气时由于膈下降，心脏顺时针转位，回左心血流量减少，杂音相应减弱，呼气时相反。

杂音一般音调高、粗糙、呈吹风样、时限长，累及腱索或乳头肌时呈乐音样。其传导与前后瓣的解剖位置结构和血液反流方向有关，在前交界和前瓣损害时，血液反流至左心房的左后方，杂音可向左腋下和左肩胛间区传导；后交界区和后瓣损害时，血液冲击左心房的右前方，杂音可传导至肺动脉瓣区和主动脉瓣区；前后瓣均损害时，血液反流至左心房前方和左右侧，杂音向整个心前区和左肩胛间部传导。

心尖区舒张中期杂音，系由于发生相对性二尖瓣狭窄所致。通过变形的二尖瓣口血液的速度和流量增加，产生一短促、低调的舒张中期杂音，多在 S_3 之后，无舒张晚期增强，S_3 和它的出现提示二尖瓣关闭不全为中至重度。

(2)失代偿期(左心衰竭期)。

心前区可触及弥散性搏动，心尖区可闻及舒张期奔马律，全收缩期杂音减弱。

(3)右心衰竭期。

三尖瓣区可闻及收缩期吹风样杂音。由于右心衰竭，体静脉血回流障碍产生体循环淤血，患者可有颈静脉怒张、搏动，肝大，肝颈静脉回流征阳性，腹水及下垂性水肿等。

2.急性病变

患者迅速出现左心衰竭，甚至出现肺水肿或心源性休克，常迅速死亡。

四、辅助检查

(一)心电图检查

病情轻者无明显异常，重者P波延长，可有双峰，同时左心室肥大、电轴左偏，病程长者心房颤动较常见。急性者，心电图可正常，窦性心动过速常见。

(二)X线检查

慢性二尖瓣关闭不全早期，左心房、左心室形态正常，晚期左心房、左心室显著增大且与病变严重程度成比例，有不同程度肺淤血及间质水肿，严重者有巨大左心房，肺动脉高压和右心衰竭征象。偶可见瓣膜瓣环钙化，随心脏上下运动，透视可见收缩时左心房膨胀性扩大。

急性者心脏大小正常，反流严重者可有肺淤血及间质水肿征象，1～2周内左心房、左心室开始扩大，一年还存活者，其左心房、左心室扩大已达慢性患者程度。

(三)超声心动图检查

(1)M型UCC：急性者心脏大小正常，慢性者可见左心房、左心室肥大，左心房后壁与室间隔运动幅度增强。

(2)二维超声心动图检查：可确定左心室容量负荷，评价左心室功能和确定大多数病因，可见瓣膜关闭不全，有裂隙，瓣膜增厚变形、回声增强，左心房、左心室肥厚，肺动脉增宽。

(3)多普勒超声心动图检查:可见收缩期血液反流,并可测定反流速度,估计反流量。

(四)心导管检查

一般没有必要,但可评估心功能和二尖瓣关闭不全的程度,确定大多数病因。

五、并发症

急性者较快出现急性左心衰竭,慢性者与二尖瓣狭窄相似,以左心衰竭为主,但出现晚,一旦出现则进展迅速。感染性心内膜炎较常发生(>20%),体循环栓塞少见,常由感染性心内膜炎引起,心房颤动发生率高达75%,此时栓塞较常见。

六、诊断与鉴别诊断

(一)诊断

根据典型的心尖区全收缩期吹风样杂音伴有左心房、左心室肥大,诊断应不困难。但应结合起病急缓、患者年龄、病情严重程度、房室肥大情况及相应辅助检查来确定诊断及明确病因。

(二)鉴别诊断

1.相对性二尖瓣关闭不全

由扩大的左心室及二尖瓣环所致,但瓣叶本身活动度好,无增厚、粘连等。杂音柔和,多出现在收缩中晚期。常有高血压、各种原因的主动脉瓣关闭不全或扩张型心肌病、心肌炎、贫血等病因。

2.二尖瓣脱垂

可出现收缩中期喀喇音-收缩晚期杂音综合征。喀喇音是由于收缩中期,拉长的腱索在二尖瓣脱垂到极点时骤然拉紧,瓣膜活动突然停止所致。杂音是由于收缩晚期,瓣叶明显突向左心房,不能正常闭合所致。轻度脱垂时可仅有喀喇音,较重时喀喇音和杂音均有,严重时可只有杂音而无喀喇音。

3.生理性杂音

杂音一般为1~2级,柔和,短促,位于心尖和胸骨左缘。二尖瓣关闭不全的临床表现及实验室检查与血流动力学变化密切相关,血流动力学发展的每一阶段,均可引起相应的临床表现及实验室检查结果。

七、治疗

(一)内科治疗

急性者一旦确诊,经药物改善症状后应立即采取人工瓣膜置换术,以防止变为慢性而影响预后,积极的内科治疗仅为手术争取时间。

慢性患者由于长期无症状,一般仅需定期随访,避免过度的体力劳动及剧烈运动,限制钠盐摄入,保护心功能,对风心病患者积极预防链球菌感染与风湿活动及感染性心内膜炎。如出现心功能不全的症状,应合理应用利尿剂、ACE抑制剂、洋地黄、β受体阻滞剂和醛固酮受体阻滞剂。血管扩张剂,特别是减轻后负荷的血管扩张剂,通过降低左心室射血阻力,可减少反流量,增加前向心排血量,从而产生有益的血流动力学作用。慢性患者可用ACE抑制剂,急性者可用硝普钠、硝酸甘油或酚妥拉明静脉滴注。洋地黄类药物宜用于心功能Ⅱ级、Ⅲ级、Ⅳ级的患者,对伴有快心室率心房颤动者更有效。晚期的心力衰竭患者可用抗凝药物防止血栓栓塞。

(二)外科治疗

人工瓣膜替换术是几乎所有二尖瓣关闭不全病例的首选治疗。对慢性患者,应在左心室功能尚未严重损害和不可逆改变之前考虑手术,过分推迟可增加手术死亡率和并发症。手术指征:①心功能Ⅲ～Ⅳ级,Ⅲ级为理想指征,Ⅳ级死亡率高,预后差,内科疗法准备后应行手术。②心功能Ⅱ级或以下,缺乏症状者,若心脏进行性肥大,左心功能下降,应行手术。③EF＞50%,左心室舒张末期直径＜8.0 cm,收缩末期直径＜5.0 cm,心排指数＞2.0 L/(min·m^2),左心室舒张末压＜1.6 kPa(12 mmHg),收缩末容积指数＜50 mL/m^2患者,适于手术,效果好。④中度以上二尖瓣反流。

八、预后

慢性二尖瓣关闭不全患者代偿期较长,可达20年。一旦失代偿,病情进展迅速,心功能恶化,成为难治性心力衰竭。

内科治疗后5年生存率为80%,10年生存率近60%,而心功能Ⅳ级患者,内科治疗5年生存率仅45%。

急性二尖瓣关闭不全患者多较快死于急性左心衰竭。

第三节　三尖瓣狭窄

一、病因

三尖瓣狭窄病变较少见，几乎均由风湿病所致，小部分病因有三尖瓣闭锁、右心房肿瘤。临床特征为症状进展迅速，类癌综合征常同时伴有三尖瓣反流；偶尔，右心室流出道梗阻可由心包缩窄、心外肿瘤及赘生物引起。

风湿性三尖瓣狭窄几乎均同时伴有二尖瓣病变，在多数患者中主动脉瓣亦可受累。

二、病理生理

风湿性二尖瓣狭窄的病理变化与二尖瓣狭窄相似，腱索有融合和缩短，瓣叶尖端融合，形成一个隔膜样孔隙。

当运动或吸气使三尖瓣血流量增加时及当呼气使三尖瓣血流减少时，右心房和右心室的舒张期压力阶差即增大。若平均舒张期压力阶差超过 0.7 kPa (5 mmHg)时，即足以使平均右心房压升高而引起体静脉淤血，表现为颈静脉充盈、肝大、腹水和水肿等体征。

三、临床表现

(一)症状

三尖瓣狭窄致低心排血量可引起疲乏，体静脉淤血可引起恶心呕吐、食欲缺乏等消化道症状及全身不适感。

(二)体征

主要体征为胸骨左下缘低调隆隆样舒张中晚期杂音，也可伴舒张期震颤，可有开瓣拍击音。增加体静脉回流方法可使之更明显，呼气及 Valsalva 动作使之减弱。

四、辅助检查

(一)X 线检查

主要表现为右心房明显扩大，下腔静脉和奇静脉扩张，但无肺动脉扩张。

(二)心电图检查

心电图示Ⅱ、V_1 导电压增高;由于多数二尖瓣狭窄患者同时合并有二尖瓣狭窄,故心电图亦常提示双侧心房肥大。

(三)超声心动图检查

其变化与二尖瓣狭窄时观察到的相似,M 型超声心动图常显示瓣叶增厚,前叶的 EF 斜率减慢,舒张期与隔瓣示矛盾运动、三尖瓣钙化和增厚;二维超声心动图对诊断三尖瓣狭窄较有帮助,其特征为舒张期瓣叶呈圆顶状,增厚、瓣叶活动受限。

五、诊断及鉴别诊断

根据典型杂音、心房扩大及体循环淤血的症状和体征,一般即可做出诊断,对诊断有困难者可行右心导管检查,若三尖瓣平均跨瓣舒张压差低于 0.3 kPa (2 mmHg),即可诊断为三尖瓣狭窄。应注意与右心房黏液瘤、缩窄性心包炎等疾病相鉴别。

六、治疗

限制钠盐摄入及应用利尿剂,可改善体循环淤血的症状和体征;如狭窄显著,可行三尖瓣分离术或经皮球囊扩张瓣膜成形术。

第四节　三尖瓣关闭不全

一、病因

三尖瓣关闭不全多为功能性,常继发于左心瓣膜病变致肺动脉高压和右心室扩张,器质性病变者多见于风湿性心脏病,常为联合瓣膜病变。单纯性三尖瓣关闭不全非常少见,见于先天性三尖瓣发育不良、外伤、右心感染性心内膜炎等。

二、病理生理

先天性三尖瓣关闭不全可有以下病变:①瓣叶发育不全或阙如。②腱索、乳头肌发育不全、阙如或延长。③瓣叶、腱索发育尚可,瓣环过大。

后天性单独的三尖瓣关闭不全可发生于类癌综合征。

三尖瓣关闭不全引起的病理变化与二尖瓣关闭不全相似，但代偿期较长；病情若逐渐进展，最终可导致右心室、右心房肥大，右心室衰竭。如肺动脉高压显著，则病情发展较快。

三、临床表现

(一)症状

二尖瓣关闭不全合并肺动脉高压时，才出现心排血量减少和体循环淤血的症状。三尖瓣关闭不全合并二尖瓣疾病者，肺淤血的症状可由于三尖瓣关闭不全的发展而减轻，但乏力和其他心排血量减少的症状可更为加重。

(二)体征

主要体征为胸骨左下缘全收缩期杂音，吸气及压肝后可增强；如不伴肺动脉高压，杂音难以闻及。反流量很大时，有第三心音及三尖瓣区低调舒张中期杂音。颈静脉脉波图 V 波(又称回流波，为右心室收缩时，血液回到右心房及大静脉所致)增大；可扪及肝脏搏动。瓣膜脱垂时，在三尖瓣区可闻及非喷射性喀喇音。其淤血体征与右心衰竭相同。

四、辅助检查

(一)X 线检查

可见右心室、右心房增大。右心房压升高者，可见奇静脉扩张和胸腔积液；有腹水者，横膈上抬。透视时可看到右心房收缩期搏动。

(二)心电图检查

无特征性改变。可示右心室肥厚、劳损右心房肥大；并常有右束支传导阻滞。

(三)超声心动图检查

可见右心室、右心房增大，上下腔静脉增宽及搏动；二维超声心动图声学造影可证实反流，多普勒可判断反流程度。

五、诊断及鉴别诊断

根据典型杂音，右心室、右心房增大及体循环淤血的症状及体征，一般不难做出诊断。应与二尖瓣关闭不全、低位室间隔缺损相鉴别。超声心动图声学造影及多普勒可确诊，并可帮助做出病因诊断。

六、治疗

(1)针对病因的治疗。

(2)由于右心压力低,三尖瓣口血流缓慢,易产生血栓,且三尖瓣置换有较高的手术病死率并且远期存活率低,一般尽量采用三尖瓣成形术来纠正三尖瓣关闭不全。如单纯瓣环扩大、瓣叶病变轻、外伤性乳头肌断裂等可行三尖瓣成形术治疗。成形方法包括瓣环成形术和瓣膜成形术。

第八章 高 血 压

第一节 原发性高血压

原发性高血压是以体循环动脉血压升高为主要临床表现，引起心、脑、肾、血管等器官结构、功能异常并导致心脑血管事件或死亡的心血管综合征，占高血压的绝大多数，通常简称为“高血压”。

一、流行病学

高血压是最常见的慢性病，就全球范围来看，高血压患病率和发病率在不同国家、地区或种族之间有差别；发达国家较发展中国家高；无论男女，随着年龄增长，高血压患病率日益上升；男女之间患病率差别不大，青年期男性稍高于女性，中年后女性稍高于男性。

根据 2002 年调查数据，我国 18 岁以上成人高血压患病率为 18.8%，估计目前我国约有 2 亿多高血压患者，每年新增高血压患者约 1 000 万人。高血压患病率北方高于南方，华北及东北属于高发地区；沿海高于内地；城市高于农村；高原少数民族地区患病率较高。近年来，经过全社会的共同努力，高血压知晓率、治疗率及控制率有所提高，但仍很低。

二、病因

(一)遗传因素

60%的高血压患者有阳性家族史，患病率在具有亲缘关系的个体中较非亲缘关系的个体高，同卵双生子较异卵双生子高，而在同一家庭环境下具有血缘关系的兄妹较无血缘关系的兄妹高;大部分研究提示,遗传因素占高血压发病机制35%~50%;已有研究报告过多种罕见的单基因型高血压。可能存在主要基因显性遗传和多基因关联遗传两种方式;高血压多数是多基因功能异常,其中每个基因对血压都有一小部分作用(微效基因),这些微效基因的综合作用最终导致了血压的升高。动物实验研究已成功地建立了遗传性高血压大鼠模型,繁殖几代后几乎100%发生高血压。不同个体的血压在高盐膳食和低盐膳食中也表现出一定的差异性,这也提示可能有遗传因素的影响。

(二)非遗传因素

近年来,非遗传因素的作用越来越受到重视,在大多数原发性高血压患者中,很容易发现环境(行为)对血压的影响。重要的非遗传因素如下。

1.膳食因素

日常饮食习惯明显影响高血压患病风险。高钠、低钾膳食是大多数高血压患者发病最主要的危险因素。人群中,钠盐摄入量与血压水平和高血压患病率呈正相关,而钾盐摄入量与血压水平呈负相关。我国人群研究表明,膳食钠盐摄入量平均每天增加2 g,收缩压和舒张压分别增高0.3 kPa(2 mmHg)和0.2 kPa(1.2 mmHg)。进食较少新鲜蔬菜水果会增加高血压患病风险,可能与钾盐及柠檬酸的低摄入量有关。重度饮酒人群中高血压风险升高;咖啡因可引起瞬时血压升高。

2.超重和肥胖

体质指数(body mass index,BMI)及腰围是反映超重及肥胖的常用临床指标。人群中体质指数与血压水平呈正相关:体质指数每增加3 kg/m^2,高血压风险在男性增加50%,女性增加57%。身体脂肪的分布与高血压发生也相关:腰围男性≥90 cm或女性≥85 cm,发生高血压的风险是腰围正常者的4倍以上。目前认为超过50%的高血压患者可能是肥胖所致。

3.其他

长期精神过度紧张、缺乏体育运动、睡眠呼吸暂停及服用避孕药物等也是高血压发病的重要危险因素。

三、发病机制

遗传因素与非遗传因素通过什么途径和环节升高血压,尚不完全清楚。已知影响动脉血压形成的因素包括心脏射血功能、循环系统内的血液充盈及外周动脉血管阻力。目前主要从以下几个方面阐述高血压的机制。

(一)交感神经系统活性亢进

各种因素使大脑皮质下神经中枢功能发生变化,各种神经递质浓度异常,最终导致交感神经系统活性亢进,血浆儿茶酚胺浓度升高。交感神经系统活性亢进可能通过多种途径升高血压,如儿茶酚胺单独的作用与儿茶酚胺对肾素释放刺激的协同作用,最终导致心排血量增加或改变正常的肾脏压力-容积关系。另外,交感神经系统分布异常在高血压发病机制方面也有重要作用,这些现象在年轻患者中更明显,越来越多的证据表明,交感神经系统亢进与心脑血管病发病率和病死率呈正相关。它可能导致了高血压患者在晨间的血压增高,引起了晨间心血管病事件的升高。

(二)肾素-血管紧张素-醛固酮系统

肾素-血管紧张素-醛固酮系统(rennin-angiotensin-aldosterone system,RAAS)在调节血管张力、水及电解质平衡和心血管重塑等方面都起着重要的作用。经典的 RAAS:肾小球入球动脉的球旁细胞分泌肾素,激活从肝脏产生的血管紧张素原,生成血管紧张Ⅰ(angiotensinⅠ,AngⅠ),然后经过血管紧张素转换酶(angiotensin converting enzyme,ACE)生成血管紧张素Ⅱ(angiotensinⅡ,AngⅡ)。AngⅡ是 RAAS 的主要效应物质,可以作用于血管紧张素Ⅱ受体,使小动脉收缩;并可刺激醛固酮的分泌,而醛固酮分泌增加可导致水钠潴留;另外,还可以通过交感神经末梢突触前膜的正反馈使去甲肾上腺素分泌增加。这些作用均可导致血压升高,从而参与了高血压的发病及维持。目前,针对该系统研制的降压药在高血压的治疗中发挥着重要作用。此外,该系统除上述作用外,还可能与动脉粥样硬化、心肌肥厚、血管中层硬化、细胞凋亡及心力衰竭等密切相关。

(三)肾脏钠潴留

相当多的详细证据支持钠盐在高血压发生中的作用。目前研究表明,血压随年龄升高直接与钠盐摄入水平的增加有关。给某些人短期内大量钠负荷,血管阻力和血压会上升,而限钠至 100 mmol/d,多数人血压会下降,而利尿剂的降压作用需要一个初始的排钠过程。在大多数高血压患者中,血管组织和血细胞内钠浓度升高;对有遗传倾向的动物给予钠负荷,会出现高血压。

过多的钠盐必须在肾脏被重吸收后才能引起高血压,因此肾脏在调节钠盐方面起着重要作用,研究表明老年高血压患者中盐敏感性增加,推测可能与肾小球滤钠作用下降及肾小管重吸收钠异常增高有关。另外,其他一些原因也可干扰肾单位对过多钠盐的代偿能力,进而可导致血压升高,如获得性钠泵抑制剂或其他影响钠盐转运物质的失调;一部分人群由于各种原因导致入球小动脉收缩或腔内固有狭窄而导致肾单位缺血,这些肾单位分泌的肾素明显增多,增多的肾素干扰了正常肾单位对过多钠盐的代偿能力,从而扰乱了整个血压的自身稳定性。

(四)高胰岛素血症和/或胰岛素抵抗

高血压与高胰岛素血症之间的关系已被认识了很多年,高血压患者中约有一半存在不同程度的胰岛素抵抗(insulin resistance,IR),尤其是伴有肥胖者。近年来的一些观点认为胰岛素抵抗是2型糖尿病和高血压发生的共同病理生理基础。大多观点认为血压的升高继发于高胰岛素血症。高胰岛素血症导致的升压效应机制:一方面导致交感神经活性的增加、血管壁增厚和肾脏钠盐重吸收增加等;另一方面高胰岛素血症也可导致一氧化氮扩血管作用的缺陷,从而升高血压。

(五)其他可能的机制

(1)内皮细胞功能失调:血管内皮细胞可以产生多种调节血管收缩舒张的介质,如一氧化氮、前列环素、内皮素-1及内皮依赖性收缩因子等。当这些介质分泌失调时,可能导致血管的收缩舒张功能异常,如高血压患者对不同刺激引起的一氧化氮释放减少而导致的舒血管反应减弱;内皮素-1,可引起强烈而持久的血管收缩,阻滞其受体后则引起血管舒张,但内皮素在高血压中的作用仍然需要更多研究。

(2)细胞间离子转运失调及多种血管降压激素缺陷等也可能影响血压。

四、病理

高血压的主要病理改变是小动脉的病变和靶器官损害。长期高血压引起全身小动脉病变,主要表现为小动脉中层平滑肌细胞增生和纤维化,管壁增厚和管腔狭窄,导致心、脑、肾等重要靶器官缺血以及相关的结构和功能改变。长期高血压可促进大、中动脉粥样硬化的发生和发展。

(一)心脏

左心室肥厚是高血压所致心脏特征性的改变。长期压力超负荷和神经内分泌异常,可导致心肌细胞肥大、心肌结构异常、间质增生、左心室体积和重量增加。早期左心室以向心性肥厚为主,长期病变时心肌出现退行性改变,心肌细胞萎缩伴间质纤维化,心室壁可由厚变薄,左心室腔扩大。左心室肥厚将引起一系列功能失调，包括冠状动脉血管舒张储备功能降低、左心室壁机械力减弱及左心室舒张充盈方式异常等；随着血流动力学变化，早期可出现舒张功能变化，晚期可演变为舒张或收缩功能障碍，发展为不同类型的充血性心力衰竭。高血压在导致心脏肥厚或扩大的同时，常可合并冠状动脉粥样硬化和微血管病变，最终可导致心力衰竭或严重心律失常，甚至猝死。

（二）肾

长期持续性高血压可导致肾动脉硬化以及肾小球囊内压升高，造成肾实质缺血、肾小球纤维化及肾小管萎缩，并有间质纤维化；相对正常的肾单位可代偿性肥大。早期患者肾脏外观无改变，病变进展到一定程度时肾表面呈颗粒状，肾体积可随病情的发展逐渐萎缩变小，最终导致肾衰竭。

（三）脑

高血压可造成脑血管从痉挛到硬化的一系列改变，但脑血管结构较薄弱，发生硬化后更为脆弱，加之长期高血压时脑小动脉易形成微动脉瘤，易在血管痉挛、血管腔内压力波动时破裂出血；高血压易促使脑动脉粥样硬化、粥样斑块破裂可并发脑血栓形成。高血压的脑血管病变特别容易发生在大脑中动脉的豆纹动脉、基底动脉的旁正中动脉和小脑齿状核动脉，这些血管直接来自压力较高的大动脉，血管细长而且垂直穿透，容易形成微动脉瘤或闭塞性病变。此外，颅内外动脉粥样硬化的粥样斑块脱落可造成脑栓塞。

（四）视网膜

视网膜小动脉在本病初期发生痉挛，以后逐渐出现硬化，严重时发生视网膜出血和渗出以及视盘水肿。高血压视网膜病变分为 4 期（图 8-1）：Ⅰ期和Ⅱ期是视网膜病变早期，Ⅲ和Ⅳ期是严重高血压视网膜病变，对心血管病死率有很高的预测价值。

五、临床表现

（一）症状

高血压被称作沉默杀手，大多数高血压患者起病隐匿、缓慢，缺乏特殊的临床表现。有的仅在健康体检或因其他疾病就医或在发生明显的心、脑、肾等靶器官损害时才被发现。临床常见症状有头痛、头昏、头胀、失眠、健忘、注意力不集中、易怒及颈项僵直等，症状与血压升高程度可不一致，上述症状在血压控制后可减轻或消失。疾病后期，患者出现高血压相关靶器官损害或并发症时，可出现相应的症状，如胸闷、气短、口渴、多尿、视野缺损、短暂性脑缺血发作等。

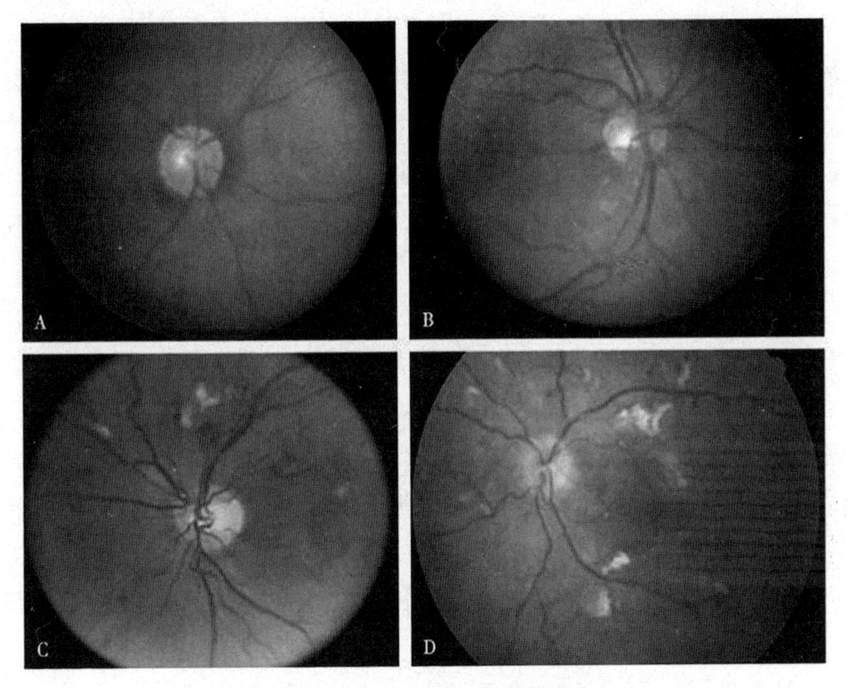

图 8-1 高血压视网膜病变分期

A. Ⅰ期（小动脉局灶性或普遍性狭窄）；B. Ⅱ期（动静脉缩窄）；C. Ⅲ期（出血、严重渗出）；D. Ⅳ期（视盘水肿）

（二）体征

高血压体征较少，除血压升高外，体格检查听诊可有主动脉瓣区第二心音亢进、收缩期杂音或收缩早期喀喇音等。有些体征常提示继发性高血压可能：若触诊肾脏增大，同时有家族史，提示多囊肾可能；腹部听诊收缩性杂音，向腹两侧传导，提示肾动脉狭窄；心律失常、严重低钾及肌无力的患者，常考虑原发性醛固酮增多症。

（三）并发症

1. 心力衰竭

长期持续性高血压使左心室超负荷，发生左心室肥厚。早期心功能改变是舒张功能降低，压力负荷增大，可演变为收缩和/或舒张功能障碍，出现不同类型的心力衰竭。同时高血压可加速动脉粥样硬化的发展，增大了心肌缺血的可能性，使高血压患者心肌梗死、猝死及心律失常发生率较高。

2.脑血管疾病

脑血管并发症是我国高血压患者最常见的并发症，也是最主要死因；主要包括短暂性脑缺血发作（transient ischemic attack，TIA）、脑血栓形成、高血压脑病、脑出血及脑梗死等。高血压占脑卒中病因的50%以上，是导致脑卒中和痴呆的主要危险因素。在中老年高血压患者中，磁共振成像（nuclear magnetic resonance imaging，MRI）上无症状脑白质病变（白质高密度）提示脑萎缩和血管性痴呆。

3.大血管疾病

高血压患者可合并主动脉夹层（远端多于近端）、腹主动脉瘤和外周血管疾病等；其中，大多数腹主动脉瘤起源肾动脉分支以下。

4.慢性肾脏疾病

高血压可引起肾功能下降和/或尿清蛋白排泄增加。血清肌酐浓度升高或估算的肾小球滤过率（glomerular filtration rate，GFR）降低表明肾脏功能减退；尿清蛋白和尿清蛋白排泄率增加则意味着肾小球滤过屏障的紊乱。高血压合并肾脏损害大大增加了心血管事件的风险。大多数高血压相关性慢性肾脏病患者在肾脏功能全面恶化需要透析前，常死于心脏病发作或者脑卒中。

六、诊断与鉴别诊断

高血压患者的诊断：①确定高血压的诊断；②排除继发性高血压的原因；③根据患者心血管危险因素、靶器官损害和伴随的临床情况评估患者的心血管风险。需要正确测量血压、仔细询问病史（包括家族史）及体格检查，安排必要的实验室检查。

目前高血压的定义：在未使用降压药物的情况下，非同日3次测量血压，收缩压（systolic blood pressure，SBP）≥18.7 kPa（140 mmHg）和/或舒张压（diastolic blood pressure，DBP）≥12.0 kPa（90 mmHg）[SBP≥140 mmHg 和 DBP<12.0 kPa（90 mmHg）为单纯性收缩期高血压]；患者既往有高血压，目前正在使用降压药物，血压虽然低于18.7/12.0 kPa（140/90 mmHg），也应诊断为高血压。根据血压升高水平，又进一步将高血压分为1级、2级和3级（表8-1）。

心血管疾病风险分层的指标：血压水平、心血管疾病危险因素、靶器官损害、临床并发症和糖尿病，根据这些指标，可以将患者进一步分为低危、中危、高危和很高危4个层次，它有助于确定启动降压治疗的时机，确立合适的血压控制目标，采用适宜的降压治疗方案，实施危险因素的综合管理等。表8-2为高血压患者心血管疾病风险分层标准。

表 8-1　血压水平分类和分级

分类	收缩压(mmHg)	舒张压(mmHg)
正常血压	＜120	＜80
正常高值血压	120～139	80～89
高血压	≥140	≥90
1 级高血压	140～159	90～99
2 级高血压	160～179	100～109
3 级高血压	≥180	≥110
单纯收缩期高血压	≥140	＜90

注:当收缩压和舒张压分属于不同级别时,以较高的分级为准。

表 8-2　高血压患者心血管疾病风险分层

其他危险因素和病史	高血压		
	1 级	2 级	3 级
无	低危	中危	高危
1～2 个其他危险因素	中危	中危	很高危
≥3 个其他危险因素,或靶器官损伤	高危	高危	很高危
临床并发症或合并糖尿病	很高危	很高危	很高危

七、实验室检查

(一)血压测量

1.诊室血压测量

诊室血压是指由医护人员在标准状态下测量得到的血压,是目前诊断、治疗、评估高血压常用的标准方法,准确性好。正确的诊室血压测量规范如下:测定前患者应坐位休息 3～5 分钟;至少测定 2 次,间隔 1～2 分钟,如果 2 次测量数值相差很大,应增加测量次数;合并心律失常,尤其是心房颤动的患者,应重复测量以改善精确度;使用标准气囊(宽 12～13 cm,长 35 cm),上臂围＞32 cm 应使用大号袖带,上臂较瘦的应使用小号的袖带;无论患者体位如何,袖带应与心脏同水平。第 1 次应测量双侧上臂血压以发现不同,以后测量血压较高一侧;在老年人、合并糖尿病或其他可能易发生直立性低血压者第 1 次测量血压时,应测定站立后 1 分钟和 3 分钟的血压。

2.诊室外血压测量

诊室外血压通常指动态血压监测或家庭自测血压。诊室外血压是传统诊室血压的重要补充，最大的优势在于提供大量医疗环境以外的血压值，较诊室血压代表更真实的血压。

(1)家庭自测血压：可监测常态下白天血压，获得短期和长期血压信息，用于评估血压变化和降压疗效。适用于老年人、妊娠妇女、糖尿病、可疑白大衣性高血压、隐蔽性高血压和难治性高血压等；有助于提高患者治疗的依从性。

测量方法：目前推荐国际标准认证的上臂式电子血压计，一般不推荐指式、手腕式电子血压计，肥胖患者或寒冷地区可用手腕式电子血压计。测量方法为每天早晨和晚上检测血压，测量后马上将结果记录在标准的日记上，至少连续3～4天，最好连续监测7天，在医师的指导下，剔除第1天监测的血压值后，取其他读数的平均值解读结果。

(2)24小时动态血压：可监测日常生活状态下全天血压，获得多个血压参数，不仅可用于评估血压升高程度、血压晨峰、短时血压变异和昼夜节律，还有助于评估降压疗效鉴别白大衣性高血压和隐蔽性高血压，识别真性或假性顽固性高血压等。患者可通过佩戴动态血压计进行动态血压监测，通常佩戴在非优势臂上，持续24～25小时，以获得白天活动时和夜间睡眠时的血压值。医师指导患者动态血压测量方法及注意事项，设置定时测量，日间一般每15～30分钟测1次，夜间睡眠时30～60分钟测1次。袖带充气时，患者尽量保持安静，尤其佩带袖带的上肢。嘱咐患者提供日常活动的日记，除了服药时间，还包括饮食以及夜间睡眠的时间和质量。表8-3为不同血压测量方法对于高血压的参考定义。

表8-3 不同血压测量方法对于高血压的定义

分类	收缩压(mmHg)	舒张压(mmHg)
诊室血压	≥140	≥90
动态血压		
白昼血压	≥135	≥85
夜间血压	≥120	≥70
全天血压	≥130	≥80
家测血压	≥135	≥85

(二)心电图

心电图可诊断高血压患者是否合并左心室肥厚、左心房负荷过重以及心律失常等。心电图诊断左心室肥厚的敏感性不如超声心动图,但对评估预后有帮助。心电图提示有左心室肥厚的患者病死率较对照组增高2倍以上;左心室肥厚并伴有复极异常图形者心血管病死率和病残率更高。心电图上出现左心房负荷过重亦提示左心受累,还可作为左心室舒张顺应性降低的间接证据。

(三)胸部X线片

心胸比率>0.5提示心脏受累,多由于左心室肥厚和扩大,胸片上可显示为靴型心。主动脉夹层、胸主动脉以及腹主动脉缩窄亦可从胸部X线片中找到线索。

(四)超声心动图

超声心动图能评估左、右房室结构及心脏收缩舒张功能。更为可靠地诊断左心室肥厚,其敏感性较心电图高。测定计算所得的左心室质量指数(left ventricular mass index,LVMI),是一项反映左心室肥厚及其程度的较为准确的指标,与病理解剖的符合率和相关性好。如疑有颈动脉、股动脉、其他外周动脉和主动脉病变,应做血管超声检查;疑有肾脏疾病者,应做肾脏超声。

(五)脉搏波传导速度

大动脉变硬以及波反射现象已被确认为是单纯收缩性高血压和老龄化脉压增加的最重要病理生理影响因素。颈动脉-股动脉脉搏波传导速度(pulse wave velocity,PWV)是检查主动脉僵硬度的"金标准",主动脉僵硬对高血压患者中的致死性和非致死性心血管事件具有独立预测价值。

(六)踝肱指数

踝肱指数(ankle brachial index,ABI)可采用自动化设备或连续波多普勒超声和血压测量计测量。踝肱指数低(即≤0.9)可提示外周动脉疾病,是影响高血压患者心血管预后的重要因素。

八、治疗

(一)治疗目的

大量的临床研究证据表明,抗高血压治疗可降低高血压患者心脑血管事件,尤其在高危患者中获益更大。高血压患者发生心脑血管并发症往往与血压严重程度有密切关系,因此降压治疗应该确立控制的血压目标值,同时高血压患者合并的多种危险因素也需要给予综合干预措施降低心血管风险。高血压治疗的最终目的是降低高血压患者心、脑血管事件的发生率和病死率。

(二)治疗原则

(1)治疗前应全面评估患者的总体心血管风险,并在风险分层的基础上做出治疗决策。①低危患者:对患者进行数月的治疗性生活方式改变观察,测量血压不能达标者,决定是否开始药物治疗。②中危患者:进行数周治疗性生活方式的改变观察,然后决定是否开始药物治疗。③高危、很高危患者:立即开始对高血压及并存的危险因素和临床情况进行药物治疗。

(2)降压治疗应该确立控制的血压目标值,通常在＜60 岁的一般人群中,包括糖尿病或慢性肾脏病合并高血压患者,血压控制目标值＜18.7/12.0 kPa (140/90 mmHg);≥60 岁人群中血压控制目标水平＜20.012.0 kPa(150/90 mmHg),80 岁以下老年人如果能够耐受血压可进一步降至 18.7/12.0 kPa(140/90 mmHg)以下。

(3)大多数患者需长期、甚至终身坚持治疗。所有的高血压患者都需要非药物治疗,在非药物治疗基础上若血压未达标可进一步药物治疗,大多数患者需要药物治疗才能达标。

(三)高血压治疗方法

1.非药物治疗

非药物治疗主要指治疗性生活方式干预,即去除不利于身体和心理健康的行为和习惯。它不仅可以预防或延迟高血压的发生,而且还可以降低血压,提高降压药物的疗效及患者依从性,从而降低心血管风险。

(1)限盐:钠盐可显著升高血压以及高血压的发病风险,所有高血压患者应尽可能减少钠盐的摄入量,建议摄盐＜6 g/d。主要措施:尽可能减少烹调用盐;减少味精、酱油等含钠盐的调味品用量;少食或不食含钠盐量较高的各类加工食品。

(2)增加钙和钾盐的摄入:多食用蔬菜、低乳制品和可溶性纤维、全谷类剂植物源性蛋白(减少饱和脂肪酸和胆固醇),同时也推荐摄入水果,因为其中含有大量钙及钾盐。

(3)控制体重:超重和肥胖是导致血压升高的重要原因之一。最有效的减重措施是控制能量摄入和增加体力活动:在饮食方面要遵循平衡膳食的原则,控制高热量食物的摄入,适当控制主食用量;在运动方面,规律的、中等强度的有氧运动是控制体重的有效方法。

(4)戒烟:吸烟可引起血压和心率的骤升,血浆儿茶酚胺和血压同步改变,以及压力感受器受损都与吸烟有关。长期吸烟还可导致血管内皮损害,显著增加高血压患者发生动脉粥样硬化性疾病的风险。因此,除了对血压值的影响外,吸烟还是一个动脉粥样硬化性心血管疾病重要危险因素,戒烟是预防心脑血管疾病(包括卒中、心肌梗死和外周血管疾病)有效措施;戒烟的益处十分肯定,而且任何年龄戒烟均能获益。

(5)限制饮酒:饮酒、血压水平和高血压患病率之间呈线性相关。长期大量饮酒可导致血压升高,限制饮酒量则可显著降低高血压的发病风险。每天乙醇摄入量男性不应超过 25 g;女性不应超过 15 g。不提倡高血压患者饮酒,饮酒则应少量:白酒、葡萄酒(或米酒)与啤酒的量分别少于 50、100、300 mL。

(6)体育锻炼:定期的体育锻炼可产生重要的治疗作用,可降低血压及改善糖代谢等。因此,建议进行规律的体育锻炼,即每周多于 4 天且每天至少 30 分钟的中等强度有氧锻炼,如步行、慢跑、骑车、游泳、做健美操、跳舞和非比赛性划船等。

2.药物治疗

(1)常用降压药物的种类和作用特点:常用降压药物包括钙通道阻滞剂(calcium channel blocker,CCB)、血管紧张素转换酶抑制剂(angiotensin converting enzyme inhibitor,ACEI)、血管紧张素Ⅱ受体阻滞剂(angiotensin Ⅱ receptor blocker,ARB)、β受体阻滞剂及利尿剂 5 类,以及由上述药物组成的固定配比复方制剂。5 类降压药物及其固定复方制剂均可作为降压治疗的初始用药或长期维持用药。

1)CCB:主要包括二氢吡啶类及非二氢吡啶类,临床上常用于降压的 CCB 主要是二氢吡啶类。二氢吡啶类钙通道阻滞剂有明显的周围血管舒张作用,而对心脏自律性、传导或收缩性几乎没有影响。根据药物作用持续时间,该类药物又可分为短效和长效。长效包括长半衰期药物,如氨氯地平、左旋氨氯地平;脂溶性膜控型药物,如拉西地平和乐卡地平;缓释或控释制剂,如非洛地平缓释片、硝苯地平控释片。已发现该类药物对老年高血压患者卒中的预防特别有效,在延缓颈动脉动脉粥样硬化和降低左心室肥厚方面优于β受体阻滞剂,但心动过速与心力衰竭患者应慎用。常见不良反应包括血管扩张导致头疼、面部潮红及脚踝部水肿等。

非二氢吡啶类钙通道阻滞剂主要有维拉帕米和地尔硫䓬,主要影响心肌收缩和传导功能,不宜在心力衰竭、窦房结传导功能低下或心脏传导阻滞患者中使用,同样是有效的抗高血压药物,它们很少引起与血管扩张有关的不良反应,如潮红和踝部水肿。

2)ACEI:作用机制是抑制血管紧张素转化酶从而阻断肾素血管紧张素系统发挥降压作用。尤其适用于伴慢性心力衰竭、冠状动脉缺血、糖尿病或非糖尿病肾病、蛋白尿或微量清蛋白尿患者。干咳是其中一个主要不良反应,可在中断ACEI数周后仍存在,可用ARB取代;皮疹、味觉异常和白细胞减少等罕见。肾功能不全或服用钾或保钾制剂的患者有可能发生高钾血症。禁忌证为双侧肾动脉狭窄、高钾血症及妊娠妇女等。

3)ARB:作用机制是阻断血管紧张素Ⅱ(1型)受体与血管紧张素受体(T_1)结合,发挥降压作用。尤其适用于应该接受ACEI,但通常因为干咳不能耐受的患者。禁忌证同ACEI。

4)β受体阻滞剂:该类药物可抑制过度激活的交感活性,尤其适用于伴快速性心律失常、冠心病(尤其是心肌梗死后)、慢性心力衰竭、交感神经活性增高以及高动力状态的高血压患者。常见的不良反应是疲乏,可能增加糖尿病发病率并常伴有脂代谢紊乱。β受体阻滞剂预防卒中的效果略差,可能归因于其降低中心收缩压和脉压能力较小。老年、慢性阻塞型肺疾病、运动员、周围血管病或糖耐量异常者慎用;高度心脏传导阻滞、哮喘为禁忌证,长期应用者突然停药可发生反跳现象。β_1受体阻滞剂具有高心脏选择性,且脂类和糖类代谢紊乱较小及患者治疗依从性较好。

5)利尿剂:主要有噻嗪类利尿剂、袢利尿剂和保钾利尿剂等。起始降压均通过增加尿钠的排泄,并通过降低血浆容量、细胞外液容量和心排血量而发挥降压作用。低剂量的噻嗪类利尿剂对于大多数高血压患者应是药物治疗的初始选择之一。噻嗪类利尿剂常和保钾利尿剂联用,保钾利尿剂中醛固酮受体拮抗剂是比较理想的选择,后者主要用于原发性醛固酮增多症、难治性高血压。袢利尿剂用于肾功能不全或难治性高血压患者,其不良反应与剂量密切相关,故通常应采用小剂量。此外,噻嗪类利尿剂可引起尿酸升高,痛风及高尿酸血症患者慎用。

6)其他类型降压药物:包括交感神经抑制剂,如利血平、可乐定;直接血管扩张剂,如肼屈嗪;α_1受体阻滞剂,如哌唑嗪、特拉唑嗪;中药制剂等。这些药物一般情况下不作为降压治疗的首选,但在某些复方制剂或特殊情况下可以使用。

(2)降压药物选择:应根据药物作用机制及适应证,并结合患者具体情况选药。推荐参照以下原则对降压药物进行优先考虑。

1)一般人群(包括糖尿病患者):初始降压治疗可选择噻嗪类利尿剂、CCB、ACEI或ARB。

2)一般黑人(包括糖尿病患者):初始降压治疗包括噻嗪类利尿剂或CCB。

3)≥18岁的慢性肾脏疾病患者:(无论其人种以及是否伴糖尿病),初始(或增加)降压治疗应包括ACEI或ARB,以改善肾脏预后。

4)高血压合并稳定型心绞痛患者:首选β受体阻滞剂,也可选用长效CCB;急性冠脉综合征的患者,应优先使用β受体阻滞剂和ACEI;陈旧性心肌梗死患者,推荐使用ACEI、β受体阻滞剂和醛固酮拮抗剂。

5)无症状但有心功能不全的患者:建议使用ACEI和β受体阻滞剂。

(3)药物滴定方法及联合用药推荐:药物滴定方法。以下3种药物治疗策略均可考虑:①在初始治疗高血压时,先选用一种降压药物,逐渐增加至最大剂量,如果血压仍不能达标则加用第2种药物。②在初始治疗高血压时,先选用一种降压药物,血压不达标时不增加该种降压药物的剂量,而是联合应用第2种降压药物。③若基线血压≥21.3 kPa/13.3 kPa(160/100 mmHg),或患者血压超过目标2.7/1.3 kPa(20/10 mmHg),可直接启用两种药物联合治疗(自由处方联合或单片固定剂量复方制剂)。

若经上述治疗血压未能达标,应指导患者继续强化生活方式改善,同时视患者情况尝试增加药物剂量或种类(仅限于噻嗪类利尿剂、ACEI、ARB和CCB 4种药物,但不建议ACEI与ARB联合应用)。经上述调整血压仍不达标时,可考虑增加其他药物(如β受体阻滞剂、醛固酮受体拮抗剂等)。

联合用药的意义:采用单一药物的明显优点是能够将疗效和不良反应都归因于那种药物。但任何两类高血压药物的联用可增加血压的降低幅度,并远大于增加一种药物剂量所降压的幅度。初始联合疗法的优点是,对血压值较高的患者实现目标血压的可能性更大,以及因多种治疗改变而影响患者依从性的可能性较低,其他优点包括,不同种类的药物间具有生理学和药理学的协同作用,不仅有较大的血压降幅,还可能不良反应更少,并且可能提供大于单一药物所提供的益处。

利尿剂加ACEI或ARB:长期使用利尿剂会可能导致交感神经系统及RAAS激活,联合使用ACEI或ARB后可抵消这种不良反应,增强降压效果。此外,ACEI和ARB由于可使血钾水平稍上升,从而能防止利尿剂长期应用所致的电解质紊乱,尤其低血钾等不良反应。

CCB加ACEI或ARB:前者具有直接扩张动脉的作用,后者通过阻断RAAS和降低交感活性,既扩张动脉,又扩张静脉,故两药在扩张血管上有协调降压作用;二氢吡啶类CCB常见产生的踝部水肿可被ACEI或ARB消除;两药在心肾和血管保护，在抗增殖和减少蛋白尿上亦有协同作用；此外，ACEI 或 ARB 可阻断 CCB 所致反射性交感神经张力增加和心率加快的不良反应。

CCB 加 β 受体阻滞剂：前者具有扩张血管和轻度增加心排血量作用，正好抵消 β 受体阻滞剂的缩血管及降低心排血量作用；两药对心率的相反作用可使患者心率不受影响。不推荐两种 RAAS 拮抗剂的联合使用。

第二节 继发性高血压

继发性高血压是病因明确的高血压，当查出病因并有效去除或控制病因后，作为继发症状的高血压可被治愈或明显缓解。其在高血压人群中占 5%～10%。临床常见病因为肾性、内分泌性、主动脉缩窄、阻塞性睡眠呼吸暂停低通气综合征及药物性等，由于精神心理问题而引发的高血压也时常可以见到。提高对继发性高血压的认识，及时明确病因并积极针对病因治疗将会大大降低因高血压及并发症造成的高致死及致残率。

一、肾性高血压

（一）肾实质性

肾实质性疾病是继发性高血压常见的病因，占 2%～5%。由于慢性肾小球肾炎已不太常见，高血压性肾硬化和糖尿病肾病已成为慢性肾病中最常见的原因。病因为原发或继发性肾脏实质病变，是最常见的继发性高血压之一。常见的肾脏实质性疾病包括急慢性肾小球肾炎、多囊肾、慢性肾小管间质病变、痛风性肾病、糖尿病肾病及狼疮性肾炎等；也少见于遗传性肾脏疾病、肾脏肿瘤等。

临床有时鉴别肾实质性高血压与高血压引起的肾脏损害较为困难。一般情况下，前者肾脏病变的发生常先于高血压或与其同时出现，血压水平较高且较难控制，易进展为恶性高血压，蛋白尿/血尿发生早、程度重、肾脏功能受损明显。常用的实验室检查：血尿常规、血电解质、肌酐、尿酸、血糖、血脂的测定，24 小时尿蛋白定量或尿清蛋白/肌酐比值、12 小时尿沉渣检查，肾脏B 超：了解肾脏大小、形态及有无肿瘤，如发现肾脏体积及形态异常，或发现肿物，则需进一步做肾脏计算机断层/磁共振以确诊并查病因；必要时应在有条件的医院行肾脏穿刺及病理学检查，这是诊断肾实质性疾病的“金标准”。

肾实质性高血压应低盐饮食(<6 g/d)；大量蛋白尿及肾功能不全者，宜选择摄入高生物效价蛋白；在针对原发病进行有效的治疗同时，积极控制血压在<18.7/12.0 kPa(140/90 mmHg)，有蛋白尿的患者应首选ACEI或ARB作为降压药物，必要时联合其他药物。透析及肾移植用于终末期肾病。

(二)肾血管性

肾血管性高血压是继发性高血压最常见的病因。引起肾动脉狭窄的主要原因包括动脉粥样硬化(90%)，主要是出现了其他系统性动脉硬化相关临床症状的老年患者；肌纤维发育不良(不到10%)(图8-2)，主要是健康状况较好的年轻女性，常有吸烟史；还有比较少见的多发性大动脉炎。单侧肾动脉狭窄时，患侧肾分泌肾素，激活RAAS，导致水钠潴留。另外，健侧肾高灌注，产生压力性利尿，进一步导致RAAS激活，形成肾素依赖性高血压的恶性循环。双侧肾动脉狭窄时，同样存在RAAS激活，但无压力性利尿，因而血容量扩张使得肾素分泌抑制，因此产生容量依赖性高血压。当血容量减少时，容量依赖性高血压可再转变为肾素依赖性高血压，比如使用利尿剂治疗后容量减少，肾素再次分泌增多，可导致利尿剂抵抗性高血压。

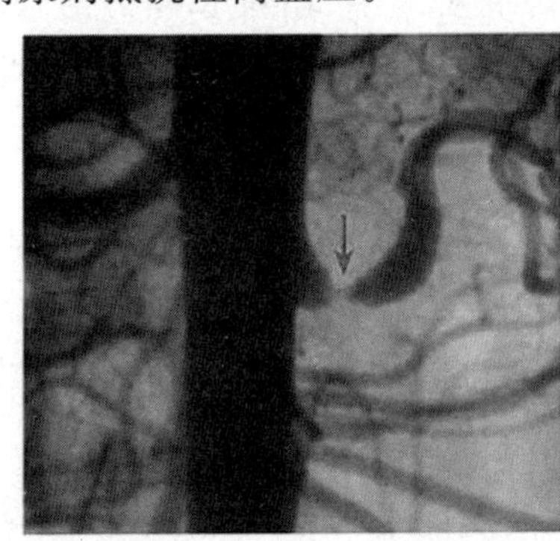
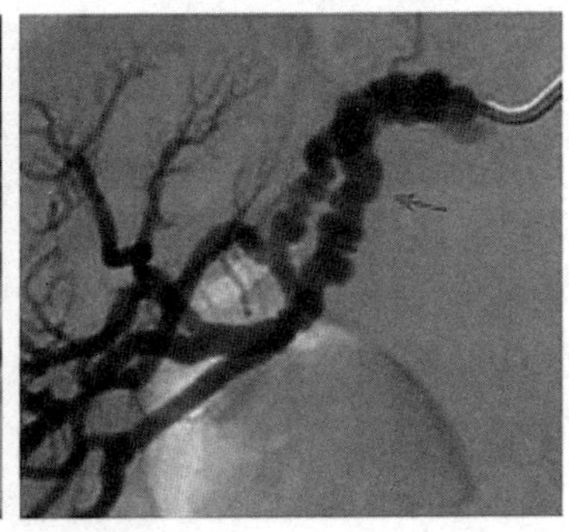

图8-2　肾动脉狭窄

左侧为动脉粥样硬化(箭头所示)；右侧为肌纤维发育不良(箭头所示)

以下临床证据有助于肾血管性高血压的诊断：所有需要住院治疗的急性高血压；反复发作的“瞬时”肺水肿；腹部或肋脊角处闻及血管杂音；血压长期控制良好的高血压患者病情在近期加重；年轻患者或50岁以后出现的恶性高血压；不明原因低钾血症；使用ACEI或ARB类药物后产生的急进性肾衰竭；左右肾脏大小不等；全身性动脉粥样硬化疾病。

彩色多普勒超声检查是一种无创检查，为诊断肾动脉狭窄的首选方法。造影剂增强性计算机断层X线照相术(contrast-enhanced computed tomography, CTA)以及磁共振血管造影(magnetic resonance angiography, MRA)亦常用于肾动脉狭窄的检查。肌纤维发育异常产生的肾动脉狭窄往往会在肾动脉中部形成一个“串珠样”改变;而动脉硬化导致的肾动脉狭窄其病变一般在动脉近端,且不连续。侵入性肾血管造影是肾动脉狭窄诊断的金标准。

治疗方法包括药物治疗、介入治疗和手术治疗,应根据病因来选择。肌纤维发育不良性肾动脉狭窄常选用球囊血管成形术(PTCA),总体来说预后较好。对于动脉硬化性肾动脉狭窄来说,控制血压及相关动脉硬化危险因素是首选治疗手段,推荐AECI/ARB作为首选,但双侧肾动脉狭窄,肾功能已受损或非狭窄侧肾功能较差者禁用,此外CCB、β受体阻滞剂以及噻嗪类利尿剂等也能用于治疗。目前,进行球囊血管成形术的指征仅包括真性药物抵抗性高血压以及进行性肾衰竭(缺血性肾病)。大多数动脉硬化造成的肾血管损伤并不会导致高血压或进行性肾衰竭,而肾脏血运重建(球囊血管成形术或支架术)对于多数患者来说并无益处,反而存在一些潜在的并发症风险。

二、内分泌性高血压

内分泌组织增生或肿瘤所致的多种内分泌疾病,由于其相应激素(如醛固酮、儿茶酚胺及皮质醇等)分泌过度增多,导致机体血流动力学改变而使血压升高。这种由内分泌激素分泌增多而致的高血压称为内分泌性高血压,也是较常见的继发性高血压,如能切除肿瘤,去除病因,高血压可被治愈或缓解。

(一)原发性醛固酮增多症

原发性醛固酮增多症(primary hyperaldosteronism, PHA)通常简称原醛症,是由于肾上腺自主分泌过多醛固酮,而导致水钠潴留、高血压、低血钾和血浆肾素活性受抑制的临床综合征,常见原因是肾上腺腺瘤、单侧或双侧肾上腺增生,少见原因为腺癌和糖皮质激素可调节性醛固酮增多症。近年的报告显示该病在高血压中占5%~15%,在难治性高血压中接近20%。

诊断原发性醛固酮增多症的步骤分3步:筛查、盐负荷试验及肾上腺静脉取血(图8-3)。筛查包括测量血浆肾素和醛固酮水平。尽管用醛固酮/肾素比率测定法来筛选所有高血压患者的前景乐观,但这种方法的应用还是有很多局限性,比率升高完全可能仅由低肾素引起。阳性结果应该基于血浆醛固酮水平升高(>15 ng/dL)和被抑制的低肾素水平。因此,筛查仅被推荐用于以下高度可能患有原发性醛固酮增多症的高血压患者:①没有原因的难以解释的低血钾;②由利尿剂引发的严重的低钾血症，但对保钾药有抵抗；③有原发性醛固酮增多症的家族史；④对合适的治疗有抵抗，而这种抵抗又难以解释；⑤高血压患者中偶然发现的肾上腺腺瘤。

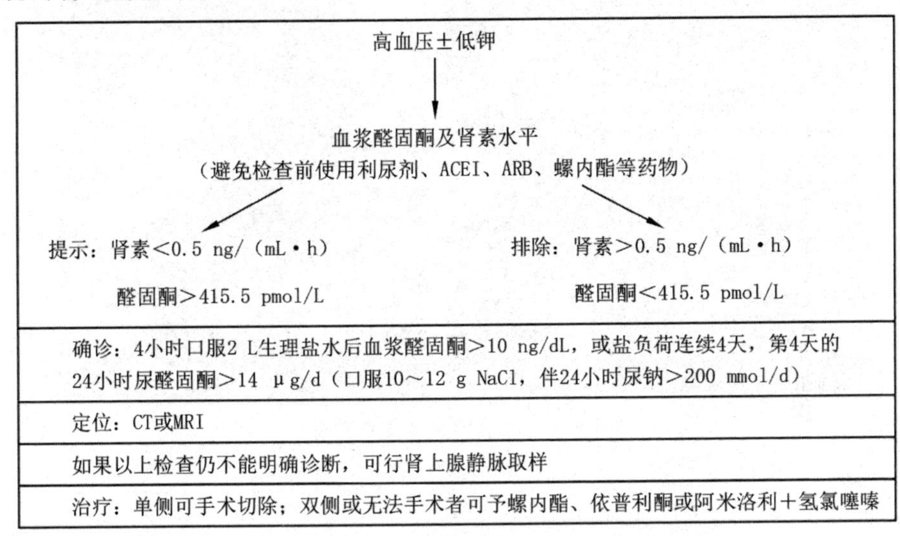

图 8-3 原发性醛固酮增多症患者的诊断及治疗流程

如果需检测血浆醛固酮和肾素水平的话，无论是口服还是静脉都应进行盐抑制试验以明确自主性醛固酮增多症。如果存在，则应行肾上腺静脉取样，区分单侧性的腺瘤和双侧增生，并确定需经腹腔镜手术切除的腺体。CT 或 MRI 影像学可以帮助鉴别肾上腺腺瘤和双侧肾上腺增生症（图 8-4）。

一旦诊断原发性醛固酮增多症并确立病理类型，治疗方法的选择就相当明确：单发腺瘤应通过腹腔镜行肿瘤切除术；双侧肾上腺增生的患者可予以醛固酮受体拮抗剂治疗，螺内酯或依普利酮，必要时还可给予噻嗪类利尿剂和其他降压药。腺瘤切除后，约有半数患者血压会恢复正常，而另一些尽管有所改善但仍是高血压状态，这可能与原来就存在的原发性高血压或长期继发性高血压损害引起的肾脏有关。

（二）库欣综合征

库欣综合征又称皮质醇增多症，是由于多种病因引起肾上腺皮质长期分泌过量皮质醇所产生的一组综合征（表 8-4）。80％的库欣综合征患者均有高血压，如不治疗，可引起左心室肥厚和充血性心力衰竭等，其存在时间越长，即使病因去除后血压恢复正常的可能性也越小。

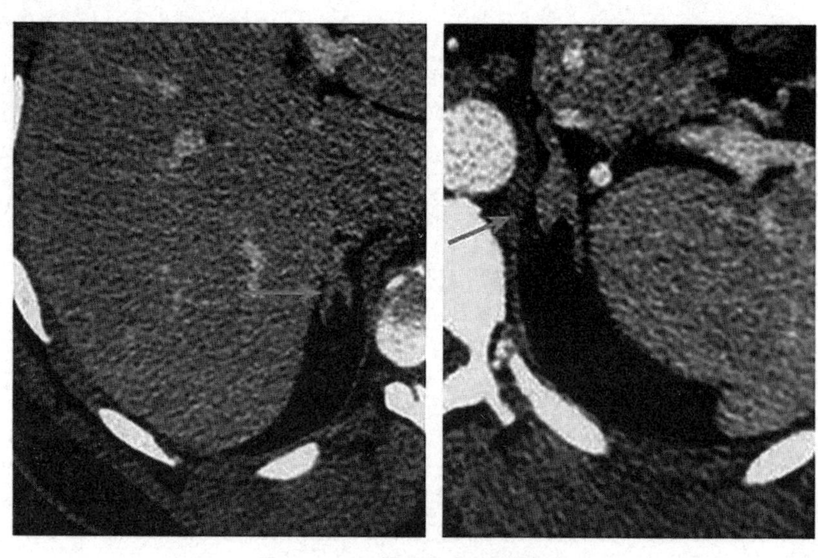

图 8-4 CT 提示的肾上腺肿块

CT 显示的左肾上腺肿块(右侧图片黑色箭头处)与右侧肾上腺对比(左侧图片黑色箭头处)

推荐对以下人群进行库欣综合征的筛查:①年轻患者出现骨质疏松、高血压等与年龄不相称的临床表现;②具有库欣综合征的临床表现,且进行性加重,特别是有典型的症状如肌病、多血质、紫纹、瘀斑和皮肤变薄的患者;③体重增加而身高百分位下降,生长停滞的肥胖儿童;④肾上腺意外瘤患者。如果临床特点符合,则通过测定 24 小时尿游离皮质醇或血清皮质醇昼夜节律检测进行筛查。当初步检测结果异常时,则应行小剂量地塞米松抑制试验进行确诊。当存在有异常筛查结果时,多数学者建议行另一项额外的大剂量地塞米松抑制试验,即每 6 小时口服 2 mg 地塞米松共服 2 天,然后测定尿液中游离皮质醇和血浆皮质醇水平。如果库欣综合征是由垂体 ACTH 过度分泌所致双侧肾上腺增生,那么尿游离皮质醇与对照组 2.0 mg 剂量相对比将被抑制到 50%以下,而异位 ACTH 综合征对此负反馈机制不敏感。血浆 ACTH 测定有助于区分 ACTH 依赖性和 ACTH 非依赖性库欣综合征。肾上腺影像学包括 B 超、CT、MRI 检查。推荐首选双侧肾上腺 CT 薄层(2~3 mm)增强扫描。对促皮质激素释放激素的反应及下颞骨岩下窦取样可用来确定库欣综合征的垂体病因。治疗主要采用手术、放射治疗(简称放疗)及药物方法治疗基础疾病,降压治疗可采用利尿剂或与其他降压药物联用。

表 8-4 库欣综合征的病因分类及相对患病率

病因分类	患病率
一、内源性库欣综合征	
1.ACTH 依赖性库欣综合征	
垂体性库欣综合征(库欣病)	60%～70%
异位 ACTH 综合征	15%～20%
异位 CRH 综合征	罕见
2.ACTH 非依赖性库欣综合征	
肾上腺皮质腺瘤	10%～20%
肾上腺皮质腺癌	2%～3%
ACTH 非依赖性大结节增生	2%～3%
原发性色素结节性肾上腺病	罕见
二、外源性库欣综合征	
1.假库欣综合征	
大量饮酒	
抑郁症	
肥胖症	
2.药物源性库欣综合征	

ACTH:促肾上腺皮质激素;CRH:促皮质素释放激素。

(三)嗜铬细胞瘤

嗜铬细胞瘤是一种少见的由肾上腺嗜铬细胞组成的分泌儿茶酚胺的肿瘤,副神经节瘤是更加罕见的发生于交感神经和迷走神经神经节细胞的一种肾上腺外肿瘤。在临床上,嗜铬细胞瘤泛指分泌儿茶酚胺的肿瘤,包括了肾上腺嗜铬细胞瘤和功能性的肾上腺外的副神经节瘤。嗜铬细胞瘤大部分是良性肿瘤。嗜铬细胞瘤可发生在所有年龄段,主要沿交感神经链分布,较少发生在迷走区域。约15%的嗜铬细胞瘤是肾上腺外的,即副神经节瘤。

剧烈的血压波动以及发作性的临床症状,常提示嗜铬细胞瘤的可能。然而在50%的患者中,高血压可能是持续性的。高血压可能合并头痛、出汗、心悸等症状。在以分泌肾上腺素为主的嗜铬细胞瘤患者中,由于血容量的下降和交感反射减弱易发生直立性低血压。如果在弯腰、运动、腹部触诊、吸烟或深吸气时引起血压反复骤升并在数分钟内骤降,应高度怀疑嗜铬细胞瘤。在发作期间可测定血或尿儿茶酚胺或血、尿间羟肾上腺素类似物,主要包括血浆甲氧基肾上腺素、血浆甲氧基去甲肾上腺素和尿甲氧基肾上腺素、尿甲氧基去甲肾上腺素。应用CT或MRI进行肿瘤定位。

嗜铬细胞瘤多数为良性肿瘤,约10%的嗜铬细胞瘤为恶性。手术切除效果较好,手术前应使用α受体拮抗剂,手术后血压多能恢复正常。手术前或恶性病变已多处转移无法手术者,可选用α和β受体拮抗剂联合治疗。

三、主动脉缩窄

主动脉缩窄多数为先天性,少数由多发性大动脉炎所致。先天性主动脉缩窄可发生在胸主动脉或腹主动脉,常起源于左锁骨下动脉起始段远端或动脉导管韧带的远端。主动脉缩窄的典型特征有上臂高血压、股动脉搏动微弱或消失、背部有响亮杂音。二维超声可检测到病变,诊断需依靠主动脉造影(图8-5)。治疗主要为介入扩张支架置入或血管手术。病变纠正后患者可能仍然有高血压,应该仔细监测并治疗。

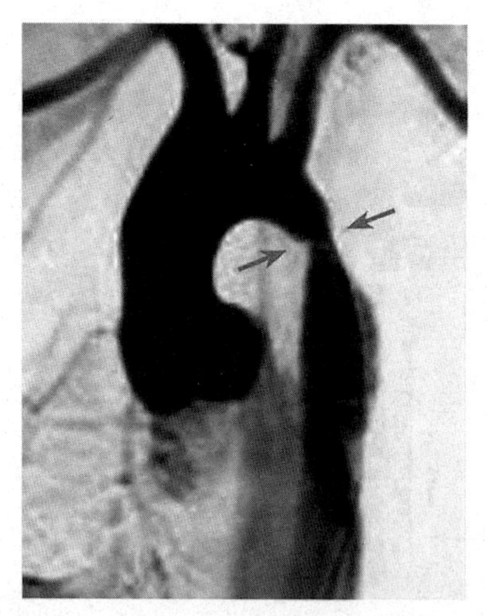

图8-5 主动脉造影提示降主动脉缩窄

降主动脉缩窄(箭头示)

四、妊娠期高血压

妊娠合并高血压的患病率占孕妇的5%~10%,妊娠合并高血压分为慢性高血压、妊娠期高血压和先兆子痫/子痫3类。慢性高血压指的是妊娠前即证实存在或在妊娠的前20周即出现的高血压;妊娠期高血压为妊娠20周以后发生的高血压,不伴有明显蛋白尿,妊娠结束后血压可以恢复正常;先兆子痫定义为发生在妊娠20周后首次出现高血压和蛋白尿,常伴有水肿与高尿酸血症,可分为轻、重度,如出现抽搐可诊断为子痫。对于妊娠高血压,非药物措施(限盐、富钾饮食、适当活动、情绪放松)是安全有效的,应作为药物治疗的基础。由于所有降压药物对胎儿的安全性均缺乏严格的临床验证,而且动物试验中发现一些药物具有致畸作用,因此,药物选择和应用受到限制。妊娠期间的降压用药不宜过于积极,治疗的主要目的是保证母子安全和妊娠的顺利进行。必要时谨慎使用降压药,常用的静脉降压药物有甲基多巴、拉贝洛尔和硫酸镁等;口服药物包括β受体阻滞剂或钙通道阻滞剂。妊娠期间禁用ACEI或ARB。

五、神经源性高血压

神经系统与血压调控密切相关。多种中枢和周围神经系统病变可以导致高血压。其机制主要与颅内压增高使血管舒缩中心的交感神经系统冲动增加及自主神经功能障碍有关。当今世界,社会压力大,精神心理疾病患病率大大提高,而精神心理异常可通过多种渠道导致血压升高,成为双心医学探讨的主要内容。

(一)颅内压增高与高血压

正常成人颅腔是由颅底骨和颅盖骨组成的腔体,有容纳和保护其内容物的作用。除了出入颅腔的血管系统(特别是颈静脉)及颅底孔(特别是枕骨大孔)与颅外相通外,可以把颅腔看作一个完全密闭的容器,而且由于组成颅腔的颅骨坚硬而不能扩张,所以每个人的颅腔容积是恒定的。

1.病因

(1)脑血管疾病:包括脑出血、蛛网膜下腔出血、大面积脑血栓形成、脑栓塞和颅内静脉窦血栓形成等。

(2)颅内感染性疾病:如病毒、细菌、真菌等引起的脑膜炎、脑炎、脑脓肿等。

(3)颅脑损伤:如脑挫裂伤、颅内血肿、手术创伤、广泛性颅骨骨折、颅脑火器伤、外伤性蛛网膜下腔出血等。

(4)颅内占位性病变:包括各种癌瘤、脓肿、血肿、肉芽肿、囊肿、脑寄生虫等。

(5)各种原因引起的交通性和非交通性脑积水。

(6)各种原因引起的缺血缺氧代谢性脑病:如呼吸道梗阻、窒息、心搏骤停、肝性脑病、酸中毒、一氧化碳中毒、铅中毒、急性水中毒和低血糖等。

(7)未得到有效控制的癫痫持续状态。

(8)良性颅内压增高。

(9)先天性异常:如导水管的发育畸形、颅底凹陷和先天性小脑扁桃体下疝畸形等,可以造成脑脊液回流受阻,从而继发脑积水和颅内压增高狭颅症,由于颅腔狭小,限制了脑的正常发育,也常发生颅内压增高。

2.临床表现

(1)头痛:是因为颅内有痛觉的组织(如脑膜、血管和神经)受到压力的牵张所引起。颅内压增高引起的头痛的特点:头痛常是持续性的,伴有阵发性的加剧,常因咳嗽或打喷嚏等用力动作而加重。头痛的部位以额、颞、枕部明显;头痛的性质呈胀痛或搏动性疼痛;急性颅内压增高的患者,头痛常非常剧烈,伴烦躁不安,并常进入昏迷状态。儿童及老年人的头痛相对较成年人为少。

(2)呕吐:呕吐是头痛的伴发症状,典型表现为喷射性呕吐,一般与饮食无关,但较易发生于进食后,因此患者常常拒食,可导致失水和体重锐减。也可见非喷射性呕吐。恶心、呕吐可因肿瘤直接压迫迷走神经核或第四脑室底部而引起。有人认为是因为迷走神经核团或其神经根受到刺激所引起。脑干肿瘤起源于迷走神经核团附近者,呕吐有时是其早期唯一的症状,可造成诊断上的困难,有时可误诊为“功能性呕吐”。

(3)视盘水肿:视盘水肿是颅内压增高的特征性体征之一。它是因颅内压增高使眼底静脉回流受阻所致。与颅内压增高发生发展的时间、速度和程度有关。颅内压增高早期或急性颅内压增高时,视盘水肿可不明显,对视力影响不大。而慢性颅内压增高的患者,70%以上均有视盘水肿,如视盘边界模糊,生理凹陷不清,静脉充盈、迂曲,视盘周围火焰状出血等。此时,视力减退。随着视盘水肿的加重,可继发视神经萎缩,常伴不可逆视力减退甚至失明。

(4)意识障碍:意识障碍的病理解剖学基础是颅内压增高导致的全脑严重缺血缺氧和脑干网状结构功能受累。患者可呈谵妄、呆木、昏沉甚至昏迷。

(5)库欣反应:是指在严重颅内压增高时出现的血压上升、心率缓慢和呼吸减慢等现象。其结果是确保一定的脑灌注压,使肺泡 O_2 和 CO_2 充分交换,增加脑供氧,是机体总动员和积极代偿的表现。

(6)复视:因展神经在颅底走行较长,极易受到颅内压增高的损伤,出现单侧或双侧展神经麻痹,早期表现为复视。颅内压增高持续较久的病例,眼球外展受限,甚至使眼球完全内斜。

(7)抽搐及去大脑强直:抽搐及去大脑强直多由脑干受压所致,表现为突然意识丧失、四肢强直、颈和背部后屈,呈角弓反张状。

(8)视野缺损:系后颅窝病变引起的脑室积水,第三脑室扩大压迫视交叉后部并引起蝶鞍的扩大所致。常可误诊为垂体瘤。

(9)脑疝的表现:颅内压升高到一定程度,部分脑组织发生移位,挤入硬脑膜的裂隙或枕骨大孔,压迫附近的神经、血管和脑干,产生一系列症状和体征。幕上的脑组织(颞叶的海马回、钩回)通过小脑幕切迹被挤向幕下,称为小脑幕切迹疝或颞叶钩回疝或海马沟回疝。幕下的小脑扁桃体及延髓经枕骨大孔被挤向椎管内,称为枕骨大孔疝或小脑扁桃体疝。一侧大脑半球的扣带回经镰下孔被挤入对侧分腔,称为大脑镰下疝或扣带回疝。

1)小脑幕切迹疝(颞叶钩回疝):同侧动眼神经麻痹,表现为眼睑下垂,瞳孔扩大,对光反射迟钝或消失,不同程度的意识障碍,生命体征变化,对侧肢体瘫痪和出现病理反射。小脑幕切迹疝的临床表现如下:①颅内压增高,表现为头痛加重,呕吐频繁,躁动不安,提示病情加重。②意识障碍,患者逐渐出现意识障碍,由嗜睡、朦胧到浅昏迷、昏迷,对外界的刺激反应迟钝或消失,系脑干网状结构上行激活系统受累的结果。③瞳孔变化,最初可有时间短暂的患侧瞳孔缩小,但多不易被发现。以后该侧瞳孔逐渐散大,对光发射迟钝、消失,说明动眼神经背侧部的副交感神经纤维已受损。晚期则双侧瞳孔散大,对光反射消失,眼球固定不动。④锥体束征,由于患侧大脑脚受压,出现对侧肢体力弱或瘫痪,肌张力增高,腱反射亢进,病理反射阳性。有时由于脑干被推向对侧,使对侧大脑脚与小脑幕游离缘相挤,造成脑疝同侧的锥体束征,需注意分析,以免导致病变定侧的错误。⑤生命体征改变,表现为血压升高,脉缓有力,呼吸深慢,体温上升。到晚期,生命中枢逐渐衰竭,出现潮式或叹息样呼吸,脉频弱,血压和体温下降;最后呼吸停止,继而心跳亦停止。

2)枕骨大孔疝(小脑扁桃体疝):①枕下疼痛、项强或强迫头位,疝出组织压迫颈上部神经根,或因枕骨大孔区脑膜或血管壁的敏感神经末梢受牵拉,可引起枕下疼痛。为避免延髓受压加重,机体发生保护性或反射性颈肌痉挛,患者头部维持在适当位置。②颅内压增高,表现为头痛剧烈,呕吐频繁,慢性脑疝患者多有视盘水肿。③后组脑神经受累,由于脑干下移,后组脑神经受牵拉,或因脑干受压,出现眩晕、听力减退等症状。④生命体征改变,慢性疝出者生命体征变化不明显;急性疝出者生命体征改变显著,迅速发生呼吸和循环障碍,先呼吸减慢,脉搏细速,血压下降,很快出现潮式呼吸和呼吸停止,如不采取措施,不久心跳也停止。与小脑幕切迹疝相比枕骨大孔疝的特点:生命体征变化出现较早,瞳孔改变和意识障碍出现较晚。

3)大脑镰下疝:引起病侧大脑半球内侧面受压部的脑组织软化坏死,出现对侧下肢轻瘫、排尿障碍等症状。一般活体不易诊断。

(10)与颅内原发病变相关的症状、体征:主要是与病变部位相关的神经功能刺激症状或局灶体征,如癫痫、失语、智能障碍、运动障碍、感觉障碍和自主神经功能障碍等。

(11)心血管舒缩中枢障碍症状、体征:可表现为血压忽高忽低,最高可达29.3/18.7 kPa(220/140 mmHg)以上,最低达12.0/8.0 kPa(90/60 mmHg)以下;伴心动过速、心动过缓或心律不齐。心率或心律、血压具有波动幅度大、不稳定及对药物干预敏感等特点。

(12)与血压增高相关的症状、体征:头痛、头晕、心悸、气短、耳鸣、乏力等,甚至出现高血压所致的心、脑、肾、眼等靶器官损害的表现。

3.治疗

颅内原发疾病的治疗是解除颅内压增高所致高血压的根本,而降低颅压治疗是降低血压的直接手段,如手术清除颅内血肿、脓肿、肉芽肿、肿瘤等颅内占位病变;脑室穿刺引流或脑脊液分流,改善脑脊液循环;脑静脉血栓局部溶栓,促进脑静脉回流等。多数情况下,随着颅内压的下降,血压恢复或接近正常。所以对血压的调控应持谨慎的态度,不能盲目地予以降压药物干预。降颅内压治疗应当是一个平衡的、逐步的过程。从简单的措施开始,降颅内压治疗需同步监测颅内压和血压,以维持脑灌注压>9.3 kPa(70 mmHg)。具体措施如下。

(1)抬高头位:床头抬高30°,可减少脑血流容积,增加颈静脉回流,降低脑静脉压和颅内压,且安全有效。理想的头位角度应依据患者颅内压监测的个体反应而定,枕部过高或颈部过紧可导致颅内压增加,应予以避免。

(2)止痛和镇静:当颅内压顺应性降低时,躁动、对抗束缚、行气管插管或其他侵入性操作等均可使胸腔内压和颈静脉压增高,颅内压增高;另焦虑或恐惧使交感神经系统功能亢进,导致心动过速,血压增高,脑代谢率增高,脑血流增加,颅内压增高。因此,积极进行镇静治疗尤为重要。胃肠外镇静剂有呼吸抑制和血压降低的危险,所以必须先行气管插管和动脉血压监测,然后再用药。异丙酚是一种理想的静脉注射镇静药,其半衰期很短,且不影响患者的神经系统临床评估,还有抗癫痫及清除自由基作用,通常剂量为0.3~4.0 mg/(kg·h)。应避免使用麻痹性神经肌肉阻滞剂,因其影响神经系统功能的正确评估。

(3)补液:颅内压增高患者只能输注等渗液如0.9%生理盐水,禁用低渗液如5%右旋糖酐或0.45%盐水。应积极纠正机体低渗状态(<280 mOsm/L),轻度高渗状态(>300 mOsm/L)对病情是有利的。大脑灌注压降低可使颅内压反射性增加,可输注等渗液纠正低血容量。不应使用5%或10%葡萄糖溶液,禁忌使用50%高渗葡萄糖溶液。因为会增加脑组织内乳酸堆积,加重脑水肿和神经元损害。当然,临床医师应根据患者血糖和血浆电解质含量动态监测及时调整补液种类和补液量。

(4)降颅压:①渗透性利尿剂,如甘露醇、甘油、高渗盐水等;②人血清蛋白,应用人血清蛋白可明显地增加血浆胶体渗透压,使组织间水分向血管中转移,从而减轻脑水肿,降低颅内压,尤其适用于血容量不足、低蛋白血症的颅内高压、脑水肿患者;③髓袢利尿剂,主要为呋塞米,作用于髓袢升支髓质部腔面的细胞膜,抑制 Na^+ 和 Cl^- 重吸收;④糖皮质激素,主要是利用糖皮质激素具有稳定膜结构的作用减少了因自由基引发的脂质过氧化反应,从而降低脑血管通透性、恢复血管屏障功能、增加损伤区血流量及改善 Na^+-K^+-ATP 酶的功能,使脑水肿得到改善。

(5)巴比妥类药物:巴比妥类药物具有收缩脑血管、降低脑代谢率、抑制脑脊液分泌、减低脑耗氧量和脑血流量及抑制自由基介导的脂质过氧化作用。大剂量巴比妥可使颅内压降低。临床试验证实,输入戊巴比妥负荷剂量 5～20 mg/kg,维持量 1～4 mg/(kg·h),可改善难治性颅内压增高。美国和欧洲脑卒中治疗指南推荐可用大剂量巴比妥类药物治疗顽固性高颅压,但心血管疾病患者不宜使用。

(6)过度通气:过度换气可使肺泡和血中的二氧化碳分压降低,导致低碳酸血症,低碳酸血症使脑阻力血管收缩和脑血流减少,从而缩小脑容积和降低颅内压。也有认为是增加呼吸的负压使中心静脉压下降,脑静脉血易于回流至心脏。因而使脑血容量减少。但当 $PaCO_2$ 低于 4.0 kPa(30 mmHg)时,会引起脑血管痉挛,导致脑缺血缺氧,加重颅内高压。以往认为采用短时程(<24 小时)轻度过度通气($PaCO_2$ 4.0～4.7 kPa(30～35 mmHg),这样不但可以降低颅内压,而且不会导致和加重脑缺血。近年来随着脑组织氧含量直接测定技术的问世,研究发现短时程轻度过度通气亦不能提高脑组织氧含量,相反会降低脑组织氧含量。所以,国内外学者已不主张采用任何形式过度通气治疗颅内高压,而采用正常辅助呼吸,维持动脉血 $PaCO_2$ 在正常范围为宜。

(7)亚低温治疗:动物实验证实,温度升高使脑的氧代谢率增加,脑血流量增加,颅内压增高,尤其是缺血缺氧性损伤恶化。通常每降低 1 ℃,脑耗氧量与血流量即下降 6.7%,有资料表明当体温降至 30 ℃时,脑耗氧量为正常时的 50%～55%,脑脊液压力较降温前低 56%。因此,首先应对体温增高的患者进行降温治疗(应用对乙酰氨基酚、降温毯、吲哚美辛等)。近年来,随着现代重症监护技术的发展,亚低温降颅压治疗的研究发展很快。无论是一般性颅内压增高还是难治性颅内压增高,亚低温治疗都是有效的,且全身降温比孤立的头部降温更有效。降温深度依病情而定,以 32～34 ℃为宜,过高达不到降温目的,过低有发生心室纤颤的危险。降温过程中切忌发生寒战、冻伤,以及水、电解质失调,一般持续 3～5 天即可停止物理降温,使患者自然复温,逐渐减少用药乃至停药。在欧洲、美国、日本等国家已推广使用。但由于亚低温治疗需要使用肌松剂和持续使用呼吸机,目前国内中小医院尚难以开展此项技术。

(8)减少脑脊液:以迅速降低颅内压,缓解病情。也是常用的颅脑手术前的辅助性抢救措施之一。①脑脊液外引流:是抢救脑疝危象患者的重要措施。控制性持续性闭式脑室引流,既可使脑脊液缓慢流出以将颅内压控制在正常范围,从而避免突然压力下降而导致脑室塌陷、小脑上疝、脑充血、脑水肿加重或颅内压动力学平衡的紊乱,而且有利于保持引流的通畅。关闭式引流有利于预防感染。②脑脊液分流术:不论何种原因引起的阻塞性或交通性脑积水,凡不能除去病因者均可行脑脊液分流术。根据阻塞的不同部位,可使脑脊液绕过阻塞处到达大脑表面,再经过蛛网膜颗粒吸收,以达到降低颅内压的目的。或将脑脊液引流到右心房或腹腔等部位而被吸收。若分流术成功,效果是比较肯定的。常用的脑脊液分流方法有侧脑室-枕大池分流术、侧脑室-右心房分流术、侧脑室-腹腔引流术、腰椎蛛网膜下腔-腹腔分流术。目前临床最常用的是侧脑室-腹腔引流术。③乙酰唑胺:一种碳酸酐酶抑制剂,它能使脑脊液产生减少 50%,从而降低颅内压。常用剂量是每次 0.25 g,每天 3 次。

(9)颅内占位病变:如肿瘤、脑脓肿等颅内占位性病变应手术切除,若不能切除可考虑脑室引流或行颅骨切开去骨瓣减压,可迅速降低颅内压。有学者认为,通过各种降颅压措施,如脱水、过度换气、巴比妥昏迷、亚低温等治疗不能控制的颅内高压,应考虑标准大骨瓣开颅术。

(10)去大骨瓣减压术:能使脑组织向减压窗方向膨出,以减轻颅内高压对重要脑结构的压迫,尤其是脑干和下丘脑,以挽救患者生命。但越来越多的临床实践证明去大骨瓣减压术不但没有降低重型颅脑伤患者死残率,而且可能会增加重型颅脑伤患者残死率。原因:①去大骨瓣减压术会导致膨出的脑组织在减压窗处嵌顿、嵌出的脑组织静脉回流受阻、脑组织缺血水肿坏死,久之形成脑穿通畸形;②去大骨瓣减压术不缝合硬脑膜会增加术后癫痫发作;③去大骨瓣减压术会导致脑室脑脊液向减压窗方向流动,形成间质性脑水肿;④去骨瓣减压术不缝合硬脑膜,使手术创面渗血进入脑池和脑室系统,容易引起脑积水;⑤去大骨瓣减压术不缝合硬脑膜会导致脑在颅腔内不稳定,会引起再损伤;⑥去大骨瓣减压术不缝合硬脑膜会增加颅内感染、切口裂开机会等。

(11)预防性抗癫痫治疗:越来越多的临床研究表明使用预防性抗癫痫药不但不会降低颅脑损伤后癫痫发生率,而且会加重脑损害和引起严重毒副作用。严重脑挫裂伤脑内血肿清除术后是否常规服用预防性抗癫痫治疗仍有争议,也无任何大规模临床研究证据。国外学者不提倡预防性抗癫痫治疗。但若颅脑损伤患者一旦发生癫痫,则应该正规使用抗癫痫药。

(12)高压氧治疗:当动脉二氧化碳分压正常而氧分压增高时,也可使脑血管收缩,脑体积缩小,从而达到降颅内压的目的。在两个大气压下吸氧,可使动脉氧分压增加到 133.3 kPa(1 000 mmHg)以上,使增高的颅内压下降 30%,然而这种治疗作用只是在氧分压维持时才存在。如血管已处于麻痹状态,高压氧则不能起作用。有文献报道高压氧吸入后因肺泡与肺静脉氧分压差的增大,血氧弥散量可增加近 20 倍,从而大大提高组织氧含量,可中断因为脑缺血缺氧导致的脑水肿,可促进昏迷患者的觉醒,减少住院天数,能显著改善脑损伤患者的认知功能障碍,有利于机体功能的恢复,对抢救生命和提高生存质量有较好的疗效。绝对禁忌证:未经处理的气胸、纵隔气肿,肺大疱,活动性内出血及出血性疾病,结核性空洞形成并咯血,心脏二度以上房室传导阻滞。相对禁忌证:重症上呼吸道感染,重症肺气肿,支气管扩张症,重度鼻窦炎,血压高于 21.3/13.3 kPa(160/100 mmHg),心动过缓<50 次/分,未做处理的恶性肿瘤,视网膜脱离,早期妊娠(3 个月内)。

(13)调控血压:调控血压时应考虑系统动脉血压与颅内压和大脑灌注压的关系。尤其是脑卒中急性期的血压管理,脑卒中急性期降压治疗目前仍无定论。由于病灶周边脑组织的充分血液供应对挽救缺血半暗带区濒危脑细胞至关重要,而这时脑血流量自我调节机制受损,大脑灌注压严重依赖平均动脉压,但血压过高也会引起血-脑屏障破坏及其他相关脏器功能损伤。大量研究结果表明,75%以上的脑卒中患者急性期血压升高,尤其是那些既往有高血压病史的患者。在脑卒中发生后的 1 周内、血压有自行下降的趋势、有些患者数小时内即可看到血压明显降低。因此,对脑卒中急性期的血压,要持慎重的态度,而非简单的降低血压。

(二)自主神经功能障碍与高血压

自主神经主要分布于内脏、心血管和腺体。由于内脏反射通常是不能随意控制,故名自主神经。自主神经系统的功能在于调节心肌、平滑肌和腺体的活动,交感和副交感神经对内脏的调节具有对立统一作用。血管运动中枢位于脑干,它通过胸腰段交感神经元及第Ⅸ、Ⅹ对脑神经(副交感神经)对主动脉弓、窦房结、颈动脉压力感受器的控制,调节和维持交感神经和副交感神经的相对平衡，保持心血管系统的稳定性。因此，凡累及自主神经系统的病变大多可引起血压的变化。

1.脊髓损伤后自主神经反射不良

自主神经反射不良(autonomic dysreflexia，AD)或称自主神经反射亢进，是指脊髓 T_6 或以上平面的脊髓损伤(spinal cord injury，SCI)而引发的以血压阵发性骤然升高为特征的一组临床综合征。常见的SCI的病因有外伤、肿瘤、感染等。

2.致死性家族性失眠症

致死性家族性失眠症(fatal familial insomnia，FFI)是罕见的家族性人类朊蛋白(prion protein，PrP)疾病，是常染色体显性遗传性疾病，也是近年来备受关注的人类可传播性海绵样脑病(transmissible spongiform encephalopathy，TSH)之一。1986年，意大利Bologna大学医学院Lugaresi等首先报道并详细描述了本病的第一个病例，以进行性睡眠障碍和自主神经失调为主要表现，尸检证实丘脑神经细胞大量脱失，命名为致死性家族性失眠症。随着基因监测技术的发展和对朊蛋白疾病认识的深入，全世界FFI散发病例及家系报道逐渐增多。因FFI是罕见病，目前为止尚无流行病学资料。FFI由于自主神经失调可表现出高血压征象；同时可因严重睡眠障碍导致血压昼夜节律异常。

3.吉兰-巴雷综合征与高血压

吉兰-巴雷综合征(guillain-barre syndrome，GBS)是一类免疫介导的急性炎性周围神经病。临床特征为急性起病，症状多在2周左右达到高峰，主要表现为多发神经根及周围神经损害，常有脑脊液蛋白-细胞分离现象，多呈单时相自限性病程，静脉注射免疫球蛋白和血浆置换治疗有效。该病还包括急性炎性脱髓鞘性多发神经根神经病(acute inflammatory demyelinating polyneuropathies，AIDP)、急性运动轴索性神经病(acute motor axonal neuropathy，AMAN)、急性运动感觉轴索性神经病(acute motor-sensory axonal neuropathy，AMSAN)、Miller-Fisher综合征(Miller-Fisher syndrome，MFS)、急性泛自主神经病(acute sensory neuropathy，ASN)等亚型。其中AIDP和ASN常损害自主神经，引起包括血压波动在内的诸多自主神经功能障碍的症状、体征。国外报道GBS自主神经损害发生率65%，国内杨清成报道54%，鹿寒冰等报道39.4%，略低于国外。因自主神经的损害与GBS预后直接相关，临床上应引起足够的重视。

4.自主神经性癫痫

自主神经性癫痫又称间脑癫痫、内脏性癫痫等。间脑位于中脑之上，尾状核和内囊的内侧,可分为 5 个部分,即丘脑、丘脑上部、丘脑底部、丘脑后部、丘脑下部,后者是自主神经中枢。间脑癫痫是指这个部位病变引起的发作性症状,实际上病变并非累及整个间脑。但由于这一名称应用已久,所以至今仍被临床上沿用。1925 年 Heko 报道首例间脑癫痫,至 1929 年 Penfield 提出间脑性癫痫的概念。这是一种不同病因引起的下丘脑病变导致的周期性发作性自主神经功能紊乱综合征。同其他自主神经病变一样,此类癫痫可致阵发性血压的升高,临床表现复杂多样,且缺乏特异性,易误诊。

第九章 心血管疾病的介入治疗

第一节 先天性心脏病

先天性心脏病(先心病)是最常见的心脏病之一,据目前人口出生率及先心发病率,估计我国每年有15万患儿出生。心导管术过去主要应用于先心病的诊断,而现在已成为一种治疗手段。早在1966年Rashkind和Miller在应用球囊房间隔造口术姑息性治疗完全性大动脉转位取得成功。1967年,Postmann首先开展经导管封闭动脉导管技术;1974年,King和Mills开始房间隔缺损的介入性治疗研究,1975年,Pack等用刀片房间隔造口术,完善了产生房间交通的姑息性治疗手段。1979年,Rashkind研制封堵器材并在婴幼儿动脉导管未闭的介入治疗中取得成功,此后相继发展了Sideris法、Cardiol-Seal法,特别是1997年Amplatzer封堵器的临床应用,使先天性心脏病的介入治疗得以迅速发展。过去单一的外科手术方法治愈先天性心脏缺损发展为部分由介入性治疗所取代。

先心病的介入治疗大致分为两大类:一类为用球囊扩张的方法解除血管及瓣膜的狭窄,如主动脉瓣狭窄、肺动脉瓣狭窄、主动脉缩窄等;另一类为利用各种栓子堵闭不应有的缺损,如动脉导管未闭、房间隔缺损、室间隔缺损等。由于导管介入性治疗先心病所用材料及工艺不断研究与完善,使其目前在国内外的临床应用得到进一步的发展。不仅可避免开胸手术的风险及创伤,而且住院时间短,不失为很有前途的非手术治疗方法。

一、球囊血管成形术

(一)主动脉缩窄

1982年,最初报道主动脉缩窄(COA)球囊血管成形术以来,此技术不仅应用于原发性COA,还应用于手术后主动脉再狭窄。对未经外科手术的局限性隔膜型COA扩张效果好。扩张的机制为内膜及中层的撕裂,撕裂一般为血管周径的25%,或沿血管长径,或通过直径。撕裂病变一般总是限于梗阻部位本身。如果选择球囊过大,可以撕裂病变上、下方,发生血管破裂及动脉瘤。因此选择球囊的标准:①比缩窄直径大2.5~3.0倍;②小于缩窄上下的主动脉直径的50%;③尽可能选最细的导管;④球囊长度以2~3 cm为宜。扩张效果:婴儿及儿童术后压差均可下降70%。

(二)肺动脉分支发育不良或狭窄

实质上各类型的肺动脉解剖狭窄皆可被成功扩张,一般选择右心室收缩压>2/3左心室收缩压,且不合并左向右分流的先心病患儿。选择球囊直径要大于最严重狭窄段3~4倍。并发症可有肺动脉破裂、动脉瘤、栓塞、球囊退至肺动脉时堵塞血流引起低心排血量等。目前为防止血管成形术后的再狭窄,各种血管支架技术已应用于临床,特别是球囊可扩张的不锈钢网及弹簧样支架,后者装在球囊扩张导管上,而且被充盈的球囊所扩张,在球囊排空后,支架保持其大小及形状;而且用较大的球囊还可以扩张得更大一些。如果发生再狭窄,在此基础上可再次扩张并放置支架,为血管狭窄成形开辟了更为广泛的前景。

二、经导管封堵术

(一)动脉导管未闭封堵术

动脉导管未闭(patent ductus arteriosus,PDA)的发病率在先心病中约为8%,尤其是早产儿多见,女性比男性高3倍。未闭的动脉导管最长可达30 mm,最短仅2~3 mm,直径为5~10 mm不等,分3型:①管型动脉导管,长度多在10 mm以内;②窗型的动脉导管,几乎没有长度,肺动脉与主动脉紧贴相连;③漏斗型的动脉导管,长度与管型相似,在近主动脉处粗大,近肺动脉处狭小,呈漏斗状。而国内目前报道应用最多的PDA封堵器是美国产的Amplatzer PDA封堵器。以下介绍各种PDA封堵法。

1.Porstmann 法

先将1根3 m长的细软钢丝置心导管内从股动脉插入,逆行经降主动脉,穿过未闭的动脉导管进入右心，再通过下腔静脉由大隐静脉拉出，退出心导管，保留钢丝在体内，形成从动脉进、由静脉出的环形轨道，然后把预备好的泡沫塑料塞子穿入钢丝，由动脉端顶送至动脉导管部位，予以堵闭。该法闭塞率高、栓塞形成率低，但操作复杂，输送鞘粗大易引起血管损伤。Porstmann 法要求股动脉内径>3 mm，较 PDA 管径大 20%～30%，其适应证范围窄，只适用于年龄 7 岁以上 PDA 内径较小的患者。

2.Rushkind 法

在导管内安装一套特殊装置，内有不锈钢制成带有 3 个臂的伞架，臂末端有钩，支架内填以聚氨酯伞面。该装置可折叠，并与带有弹簧式释放系统装置相连接，推送上述装置的导管经右心和肺动脉插入动脉导管，从导管内伸出支架，折伞张开，并使支架末端钩子嵌入动脉导管壁内，以堵住开放的动脉导管。以后 Rashkind 对上述方法进一步改进，设计了双伞式无钩修补装置，将带有双伞修补装置的特制导管从腔静脉经右心室、肺动脉及动脉导管到达降主动脉，并在其开口处释放导管内第 1 伞样修补物，使之紧嵌入动脉导管的主动脉端，后释放第 2 伞样修补物使之嵌入动脉导管的肺动脉端。双伞适用于任何年龄的患儿，但该方法残余分流的发病率非常高(20%)，并可发生栓塞和机械性溶血。

3.用纽扣式补片经导管关闭 PDA

1991 年，Siders 等报道用纽扣式补片经导管关闭 PDA 首获成功，该装置与关闭房间隔的类似，只是2 mm的线圈由 8 mm 的替代，并且中间增加了一个纽扣以便在 PDA 长度不同时可加以调节。此法适合各种大小、形态和不同位置的 PDA。由于可用 7 F 长鞘传送闭合器，对年龄、体重基本无限制，适应证更宽。但也同样存在残余分流问题。

4.螺旋闭合器堵闭法

1992 年，Cambier 等应用 Gianturco 螺旋闭合器堵塞 PDA。该闭合器由不锈钢丝组成，混合涤纶线以增加导管的血栓形成利于导管闭合。与以前的闭合装置相比，螺旋闭合器的优点是价格相当便宜、医师随时可以应用、输送鞘较小，适用于直径<4 mm 的 PDA。其并发症有异位栓塞、溶血等。钢圈堵塞 PDA 的成功率在 94%以上，但这种装置的缺点是操作中一旦钢圈跑出导管外则手术不可逆，所以近几年带有安全的可控释放装置的 PDA 钢圈的应用逐渐增多，它虽然比 Gianturco 贵一些，但比 Rashkind 便宜得多。

5.Amplatzer 闭合器封堵法

美国 AGA 公司制造的 Amplatzer 闭合器由具有自膨胀性的单盘及连接单

盘的“腰部”两部分组成，呈蘑菇状，单盘及“腰部”均系镍钛记忆合金编织成的密集网状结构，输送器由内芯和外鞘组成，鞘管外径为 6F 或 7F，是目前应用较为广泛的闭合器。该方法操作简单、成功率高、残余分流发生率低、闭合器不合适时可回收；输送鞘管小，适于幼儿 PDA 堵闭，且对股静脉损伤小；适用范围广，适用直径达 3～12 mm 的 PDA（体重＞4 kg），不受年龄、PDA 形态的影响。其缺点是价格昂贵、不能用于小导管的关闭，个别患者可发生异位栓塞和溶血。

6.其他方法

1990 年，Sideris 等发明扣式闭合器，成功率高但操作复杂，术后 1 个月残余分流高达 25%。1984 年，Warneck 应用双球囊堵塞法，1988 年，Magal 应用尼龙袋闭合装置，1995 年，Pozza 设计了锥形网自膨装置。

以下主要介绍 Amplatzer 闭合器：①急诊外科手术。②有较大量残余分流时，应行手术重新闭合 PDA。③还应考虑与心导管操作有关并发症。④溶血是 PDA 封堵术后的一种严重并发症，可见于Rashkind 伞及弹簧栓子法，而蘑菇单盘法尚未见报道。残余分流造成机械性溶血的原因是所选封堵器直径偏小未能完全封堵 PDA 造成，因此，我们建议选用蘑菇单盘应大于 PDA 造影最窄直径的 3～4 mm 为宜。封堵器放置后其腰部稍变细为佳。一般认为溶血与残余分流的流速，红细胞形态有关。发生溶血后，发生溶血后一般应静脉给予激素及碳酸氢钠等药物治疗，必要时需行弹簧钢圈封堵或外科手术处理。⑤婴幼儿血管内径偏细，若选择封堵器过大或放置位置不当时，可造成降主动脉或左肺动脉瓣狭窄。因此，术后应测降主动脉及左肺动脉，主肺动脉压力。

PDA 封堵术的操作要点如下。

（1）准确了解 PDA 大小和形状，尤其是 PDA 最窄处直径的测量最为重要。术前彩色多普勒超声心动图的测量结果仅供参考，应以主动脉弓造影显示的测量结果为准。显示 PDA 精确形态的投照角度常是左侧位 90°，少数需要添加非标准角度。

（2）选择合适的堵闭器，而且质量要好。备用的堵闭器在生理盐水试用时伸缩均匀，形态正常，以免影响堵闭的效果。所选 Amplatzer 堵闭器的直径应比经精确测量的 PDA 最窄处直径2 mm以上。堵闭器太小易造成残余分流、溶血等并发症；太大有造成降主动脉或肺动脉瓣狭窄的可能。

（3）建立下腔静脉→右心房→肺动脉→PDA→降主动脉轨道，导管经肺动脉通过 PDA 送至降主动脉是关键之一。PDA 直径较大时导管较易直接通过，但直径较小（如＜3 mm）或导管较难通过 PDA 时可采用长 260 cm 交换钢丝引导通过，并注意保持这一轨道。

(4)释放堵闭器操作：应在主动脉近 PDA 处先打开前伞，慢慢往回拉，使前伞紧贴于 PDA 漏斗部。回撤长鞘管使堵闭器“腰部”完全卡在 PDA 内。如发现心脏杂音无明显减弱、堵闭器位置不正、形状欠佳或残余分流较大时，需将堵闭器回收，重新置入或更换。本方法有可回收装置，保证了操作的安全性及成功率。

(二)房间隔缺损封堵术

房间隔缺损(ASD)占先心病的 8%～13%，女性比男性多 2～4 倍。按 ASD 部位及其胚胎学来源分以下 3 型：①继发型 ASD，约占心 ASD 的 70%，由于继间隔的发育不全，缺损位于卵圆窝区域。②原发孔心 ASD，约占房缺的 20%。为原发间隔未与内膜垫完全融合所致，缺损位于房间隔下部与房室相连处。③静脉窦缺损，占房缺的 6%～8%，常伴肺静脉畸形引流，缺损部位较高，接近上腔静脉入处。传统的治疗方法是在体外循环下行房间隔缺直视关闭术。外科手术治疗 ASD 安全有效，死亡率较低，但仍有一定的并发症和死亡率，还有术后瘢痕等问题。特别是老年患者及有其他疾病的患者，经开胸治疗 ASD 的风险随之加大。1976 年，King 和 Willer 首先用双伞状封装置经导管关闭继发孔 ASD 取得成功，但由运载补片的输送系统直径达23 F，且仅能用于直径<20 mm 的中央型继发孔 ASD，临床推广极难。20 世纪 80 年代，Rushkind 等发明新的双面伞装关闭 ASD 获得成功，但仅能用于 10 mm 以下的缺损。20 世纪 90 年代以来，Sideris 等研制出“纽扣”式补片置，成功的关闭成人和婴儿 ASD 数百例，能闭合 30 mm 以内的中型 ASD，并且输送装置的径明显缩小。但以上封堵器对于>30 mm的 ASD 则不能应用。美国研制的 Amplatzer 封堵器用于30 mm以上的 ASD，且输送装置的直径较小，是目前国内应用最多的一种封堵器。这里主要介绍 Amplatzer 封堵器。目前国内一项大的分析结果表明，各类先心病介入治疗的成功率为 98.1%，重要并发症为 1.9%，死亡率为 0.09%。而 ASD 介入封堵治疗成功率为 99%，失败率为 1%。这些资料提示先心病的介入治疗是极安全有效的。目前，在发达国家介入治疗已逐步成为该病的首选治疗方法。

Amplatzer ASD 封堵器是由美国 AGA 公司制造，由具有自膨胀特性的双盘及连接双盘的“腰部”三部分组成(图 9-1)。它是钛、镍记忆合金编织成的网状结构，封堵器内有 3 层涤纶膜以增加封堵性；“腰部”的直径决定于被封堵的 ASD 的大小，根据腰部的直径分为 4～34 mm 等27 种型号，腰部与 ASD 大小相等，且位于 ASD 部位而两侧伞面长度大于腰部 10 mm，这样便使封堵器更为牢固。封堵器运送的鞘管直径小于10 F,引导系统与封堵器间由螺丝连接,旋转即可撤出。输送系统由输送器和鞘管组成,鞘管外径为 6~11 F。另附有装载器,用于装载封堵器到输送系统。Amplatzer 法最大的优点:①生物相容性好;②输送系统直径根据缺损直径大小而定;③闭合 ASD 直径达 30 mm;④封堵器可收回,重新放置;⑤操作简单,成功率高。

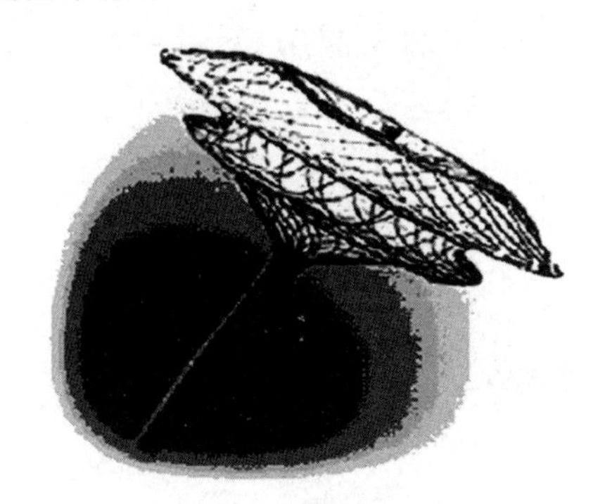

图 9-1 Amplatzer **房间隔封堵器示意图**

1.ASD 封堵术的适应证

关于封堵术的临床选择原则,国外认为有 3 点:① ASD 直径<20 mm;②ASD边缘距二尖瓣、三尖瓣、上腔静脉、下腔静脉等应>5 mm;③ASD 应是左向右分流。

国内也有 3 种观点:①中央型 ASD 为首要条件;②ASD 直径>29 mm 者适于封堵的可能性较小;③ASD 边缘距周围瓣膜及腔静脉>5 mm。

2.ASD 封堵术的禁忌证

原发孔型 ASD 及上、下腔型 ASD;ASD 合并其他必须手术矫治的畸形;严重的肺动脉高压并已导致右向左分流;下腔静脉血栓形成;封堵前 1 个月内患有严重感染及超声心动图检查证实心腔内血栓形成的患者。此外,年龄<1 岁的婴儿为相对禁忌证。

3.操作方法

根据伸展直径选择 Amplatzer 封堵器腰部圆柱体的大小,使之略大于或等于 ASD 伸展直径。采用局部浸润麻醉,对不合作的患儿可用气管插管全身麻醉。采用 Seldinger 法穿刺右股静脉,先行右心导管检查,将一个 6~7 F 端孔导管经 ASD 置入左上肺静脉,经260 mm长、J 形置换导丝置入测量球囊,使其骑跨ASD,用稀释造影剂充盈球囊,使球囊轻度变形。在食管超声证实无心房水平分流后取出球囊,用同等量造影剂使测量球囊再次充盈,测量膨胀直径。将封堵器与输送器内芯连接,在生理盐水中排尽气体后拉入输送鞘内,将 Y 形连接器连接于输送鞘的近端,便于注射生理盐水,沿置换钢丝送入长鞘送至左心房,使其先端位于左心房左肺静脉口附近。在 X 线和食管超声引导下,送入输送器内芯,使左心房盘张开,将其轻轻拉向房间隔,回撤输送鞘,腰部堵住 ASD,输送器内芯保持一定张力,回撤输送鞘,使右心房盘张开,来回运动输送器内芯,调整其封堵位置。经食管超声确认无左向右分流后,将输送器内芯与右心房盘分离。

图 9-2 所示为 ASD 封堵术后。

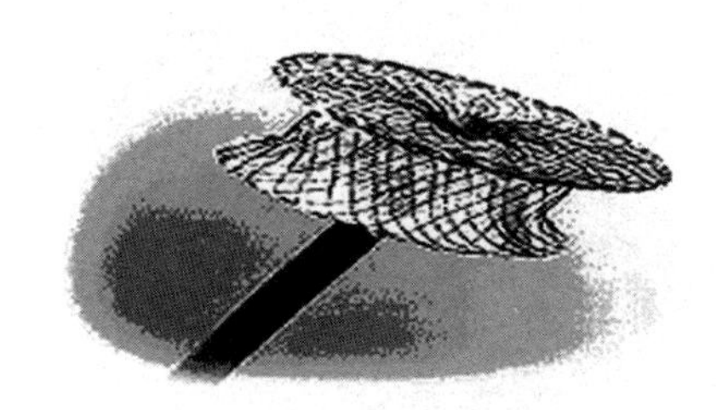

图 9-2　ASD 封堵术后

4.疗效判定标准

该封堵器在合适的位置封堵心房水平分流,不引起功能性异常或解剖性阻塞。术后即刻可以出现一定量的残余分流,可以根据术后即刻心脏造影和心脏彩超喷射血流的最大宽度,将残余分流分为 5 级。①泡沫状:通过涤纶膜微量扩散性漏出;②微量:模糊右心房影,喷射宽度<1 mm;③轻度:模糊右心房影,喷射宽度 1～2 mm;④中度:明显右心房影,喷射宽度3～4 mm;⑤重度:增强右心房影,喷射宽度>4 mm。用Amplatzer封堵器封堵 ASD 的并发症少见,偶有封堵器断裂、短暂 ST 段抬高,短暂 AVB、血栓形成、心肌缺血等。临床评价:在未经选择的 ASD 患者中,83%者可用 Amplazer 封堵器封堵,成功率达 90%。英国一项多中心研究结果显示,86 例 ASD 患者在术后即刻、24 小时、1 个月和 3 个月时的完全封堵率分别为20.4%、84.9%、92.5%和98.9%,仅 7 例失败,其余均获成功。

5.随访与术后处理

ASD 术毕立即行 TEE 查观察疗效;所有病例于术后 24 小时、1 个月、3 个月行 TTE、心电图等检查评价疗效。术后 3 天用低分子肝素皮下注射,3 天内静脉给予抗生素。口服肠溶阿司匹林(100～200 mg/d),共服 3 个月,以预防血栓形成。ASD 封堵术后,应定期观测各心腔大小及结构变化以评估封堵的疗效。观察指标主要有以下几个:①封堵的位置形态及周边是否存在残余分流;②观察各心腔大小及大血管内径变化；③各瓣膜的血流速度变化；④用 M 型、二维超声等观察各室壁运动的变化情况。残余分流的判定标准如下。微量：直径<1 mm；少量：直径 1～2 mm；中量：直径 3～4 mm；大量：直径>4 mm。

Amplatzer 法主要并发症为封堵器脱落，异物栓塞，术后感染等，但文献报道并发症极少见。

Amplatzer 封堵器治疗 ASD 时经食管超声心动图(TEE)有重要指导作用。适合介入治疗的 ASD 患者，术前应常规行 TEE 检查，以明确 ASD 直径并精确测量缺损边缘与冠状静脉窦、房室瓣及肺静脉、主动脉根部的距离。封堵器大小的选择直接关系手术的成功与否，在 TEE 监测下应用球囊准确测量 ASD 的直径是治疗的重要步骤。但 ASD 直径>30 mm 无须再测球囊伸展直径，可以 TEE 所测值为依据，选择封堵器。置入封堵器时，应用 TEE 观察其与房间隔的关系，并可观察有无残余分流。但 TEE 是一种半创伤性的介入方法，有时由于封堵时间较长使患者难以忍受，在一些儿童患者也因 TEE 探头过大及一些成人患者会厌过于敏感而无法行 TEE 检查而失去封堵机会。于是有人提出直接经胸超声心动图(TTE)或加球囊扩张测 ASD 伸展径来指导选择封堵器及其释放。TEE 可免去患者因行 TEE 受的痛苦，减少 TEE 的并发症，扩大 ASD 的封堵适应范围。TEE 对 ASD 的观察略逊于 TEE，但可以用球囊扩张 ASD 测量其伸展径来指导选择封堵器，应用彩色多普勒进一步确定 ASD 的数目及各缺口间距离来选择封堵术。因此可利用 TEE 及 TEE 的上述特点对 ASD 进行筛选来确定患者是否可行介入治疗。

(三)室间隔缺损

室间隔缺损(VSD)也是常见的先心病，占先心病的15.5%，男女性别相近。从解剖学上将 VSD 分为嵴上缺损和嵴下缺损。嵴下缺损位于室上嵴下后方，又可分为膜部缺损、肌部缺损及心内膜垫畸形的 VSD。其中最为常见的为膜部 VSD，位于主动脉右冠瓣和无冠瓣连合之上方。肌部 VSD 可以发生在肌部室间隔的任何部位。心室间隔的缺损直径从2～30 mm不等，膜部的缺损较大，肌部较小，有的为多个缺损，心室间隔肌部呈筛状。目前主要的治疗手段仍为开胸手术闭合。

VSD 的介入性治疗是个尚有争议的问题。1988 年，Lock 等采用 Rash kind 双面伞关闭 VSD，此后经历了蚌状夹式闭合器(Clamshell)和 Cardioseal 双面伞封堵室缺。一组 136 例 VSD 介入治疗报道，54%为肌部，34%为手术后残余漏，用 Amplatzer 封堵器关闭肌部 VSD 的临床应用结果。由于室间隔解剖上的独特及周围结构的复杂，VSD 封堵术仍处于研究探索中，应小心慎重开展。由于封堵器及技术难度的原因，VSD 的介入治疗开展的例数较少，不到 ASD 及 PDA 介入治疗的 2%。

经导管室间隔缺损封堵术（transcatheter closure of ventricular septal defects，TCVSD）的装置与导管技术早期的 VSD 封堵器大多与 PDA 及 ASD 封堵器相同，后来在此基础上根据 VSD 的解剖特点进行了改进。目前，临床上应用的 VSD 封堵器主要包括 Rashkind 双面伞封堵器、Sederis 纽扣补片式封堵器、Lock 蛤壳式封堵器、可控弹簧钢圈和 Amplazter 封堵器几种。

1.Rashkind 双面伞封堵器

由 Rashkind 双面伞改进而成，左右各有 4 条爪形的金属臂，可用于封堵较大的 VSD（>9 mm）。但由于临床报道多例发生支架臂断裂等并发症，现已很少在临床应用。

2.Lock 蛤壳式封堵器

由 Lock 最早应用于临床，有 12 mm 和 17 mm 两种标准型号。由于伞面较大，需要较大的输送鞘管（>8 F），且要求缺损边缘与周围结构的距离较大，仅适合于较小（≤9 mm）的肌部或膜部缺损。对于 VSD 直径较大的婴幼儿，鞘管不易通过。

3.Sederis 纽扣补片式封堵器

1996 年，Sederis 在欧洲心血管病会议上报道推广，操作相对较简单，我国也曾多次在临床试用。但由于其并发症出现较多，一定程度上限制了其应用。

4.可控弹簧钢圈

有学者曾报道一膜部小 VSD 伴膜部瘤形成的病例，在用 Rash kind 双面伞封堵失败后，采用 4 个叠加的弹簧钢圈封堵成功。这为封堵缺损孔道不规则的小 VSD 提供了新的途径。

5.Amplazter 封堵器

由于其具有体积小、可回收、可重置、封堵完全等众多优点，已广泛应用于 PDA、ASD 的封堵。Amplazter封堵器是 VSD 封堵最有应用前景的装置。目前认为用 Amplazter 封堵器治疗单发的肌部 VSD 疗效肯定，但要封堵各种膜周部 VSD（约占 VSD 的 80%）还须在设计上加以改进。美国 AGA 公司最近设计了一种偏心结构的 Amplazter 封堵器，以减小对主动脉瓣运动的影响，并在微型猪模型上封堵膜部 VSD 取得了满意的效果。

以下主要介绍 Amplazter 封堵器。

Amplazter VSD 封堵器适应证主要包括以下。

(1)有明显外科手术适应证的先天性 VSD,不合并其他心内畸形。一般认为,单发 VSD 进行 TCVSD 术治疗效果较好,多发 VSD 则要求能用一个封堵器覆盖。肌部 VSD 因距主动脉瓣等重要结构较远,比膜部 VSD 更容易封堵。伴主动脉瓣关闭不全者不宜封堵,以免加重关闭不全。

(2)心肌梗死后室间隔急性破裂。封堵术可以作为外科修补术前稳定血流动力学的过渡性治疗,以提高手术成功率。

(3)VSD 修补术后单发残余分流。封堵术可避免再次手术引起的心室功能不全的危险。

(4)左心室-右心房通道。作为一种特殊的 VSD 也可选择性进行封堵。

(5)VSD 边缘与主动脉瓣(右冠瓣)的距离大于待置入封器的半径,与肺动脉瓣、三尖瓣下缘也应有一定的距离(2 mm 以上)。由于病例选择及缺损位置、大小、形态的精确测量对 VSD 术封堵成功至关重要,所以,在封堵前要常规行经胸声心动图(TTE)、经食管超声心动图(TEE)及左心室造影查。术中利用球囊法测量 VSD 的"伸展直径"尤为必要。

TCVSD 术的导管技术要求与 PDA、ASD 封堵术相比,主要困难是装载系统的输送技术。由于 VSD 解剖结构的特殊性,往往左心室面比较光滑,而右心室面由于嵴小梁粗大丰富显得粗糙,而且 VSD 的右心室面往往有多个孔隙,导管不易准确进入,所以理论上从左心室面送入输送器较理想。但实际操作中很少采用这种途径,因为粗硬的输送器会损伤主动脉瓣及左心室心内膜造成严重的并发症。然而,直接将输送器送到右心室再通过 VSD 在技术上也有较大难度,目前临床上多采用建立轨道法来解决这一问题。具体方法是:经皮穿刺右股静脉(或右颈静脉)和股动脉,从动脉插入一根 7 F 端孔导管入左心室,穿过 VSD 入右心室。从股静脉端插送一网篮导管(或异物钳)至肺动脉主干或右心房,再从股动脉端沿端孔导管送入一根 J 头交换导丝进入网篮,取出端孔导管,收紧网篮,将导丝从静脉端(股静脉或颈静脉)拉出体外,从而建立股静脉(或右颈静脉)-右心房-右心室-VSD-左心室-主动脉-股动脉的导丝滑动轨道。然后将输送鞘管从静脉端沿导丝轨道送入右心室,再从动脉端插入端孔导管入左心室,并向前下轻轻拉动导丝,引导输送鞘管穿过 VSD 入左心室。确定位置后,将选择好的封堵器经输送鞘管推送,在左心室面打开封堵器的左心室部,使其紧贴于 VSD 的左心室面,后撤输送鞘管回右心室,再打开封堵器的右心室部。术中

TEE 及左心室造影显示无明显分流，封堵器位置合适时扭动螺杆释放封堵器。至于穿刺股静脉还是颈静脉则要根据 VSD 的位置而定，如果 VSD 位于室间隔的中下部或顶端，可采用颈静脉穿刺法，以避免导管的过度扭曲；如果 VSD 位于室间隔的前上部(包括膜周部)，则一般采用股静脉穿刺法较为顺手。也可不通过股动脉建立轨道，Bridges 等曾采用右股静脉-右心房-间隔-左心房-左心室-VSD-右心室-右颈静脉途径，虽然避免了动脉穿刺，但对无 ASD 的患者需穿刺房间隔，增加了技术难度，故仅在并发 ASD(或卵圆孔未闭)的患者中采用。

TCVSD 术的疗效与所采用的封堵装置与封堵技术密切相关。早期，由于技术不成熟，只有一些病情危重不能耐受手术的病例，才愿意接受封堵治疗，故成功率不高，术后并发症也较多。随着介入技术的发展，装置的不断改进，积累的病例越来越多，技术成功率也随之提高。目前，CVSD 术能获得比较满意的近期效果，至于中远期效果则需要严格的、大规模的、多中心的长期临床随访才能得出结论。随访指标主要包括超声(特别是 TEE)、胸片、心电图、心室造影及临床症状、体征的评价。而目前所报道的病例随访时间大多较短，一般为 1～3 个月的短期随访。

TCVSD 术的并发症主要包括以下几点。①心律失常：主要为完全性束支传导阻滞、心动过速、房室传导阻滞、心室颤动等，多为一过性，严重者不能恢复。主要由于轨道导丝压迫拉扯 VSD 的缺损边缘及导管损伤心内膜而影响传导系统(包括房室结、束支)所致。②主动脉瓣穿孔、主动脉瓣关闭不全：穿孔主要发生在右冠瓣，由于封堵器离主动脉瓣太近或放置封堵器时操作不当，其边缘损伤瓣叶所致，同时也影响了瓣叶的运动，造成关闭不全。所以术前一定要精确测量封堵器边缘到主动脉瓣的距离，选择大小合适的封堵器。③三尖瓣穿孔、三尖瓣关闭不全：多发生在隔瓣，也是由于上述原因引起。有报道 TCVSD 术后原有的三尖瓣反流减轻，但具体机制不清。④术后残余分流：主要由于封堵器大小不合适或封堵器移位引起，如果是微量分流，一般可随着封堵器内的血栓形成而消失。⑤低血压：可能是由于导管操作刺激迷走反射引起，Laussen 等的一组 TCVSD 术病例中，70 例有 28 例发生了低血压(收缩压较基础血压下降 20%以上)，必要时需要撤管及补液处理。⑥心搏骤停：由于操作不当或封堵器急性堵塞左心室流出道所致，需要紧急心肺复苏处理。⑦溶血：由于红细胞机械性损伤引起，伴残余分流时发生率会大大增高。⑧感染性心内膜炎：多由心内膜损伤引起，一般要求常规术后口服抗生素 1 个月。⑨出血、动-静脉瘘、颈神经丛损伤等：是由于常规穿刺引起的并发症，一般做相应的处理。

TCVSD术的临床应用前景与展望随着介入心脏病学的发展，十几年来TCVSD术从动物实验到初步的临床尝试，再到目前一定规模的临床应用，已获得了不少宝贵的经验，技术上也不断成熟，取得了一些令人鼓舞的结果。目前，改进方向主要集中在封堵器与输送导管的设计方面。封堵器逐渐在向小型化、高生物相容性方向发展。最近，美国AGA公司提出，理想的封堵器应具备以下几个条件：①体积小，能通过6 F～7 F的输送鞘管，能广泛应用于年龄较小的婴幼儿。②可多次回收、重置，能自我定位（自膨胀）。③结构稳定，能在体内保持长期不变形，不断裂。④外形设计合理，如靠近瓣环结构的轮状边缘可设计成一定的曲线，以减少与瓣膜的接触面积，而对侧可相应增加轮状边缘的面积以固定封堵器，从而尽量减少对瓣膜运动的干扰。⑤生物相容性好，能与组织快速相容，减少异物反应，以达到100%封堵率。同时，输送导管的设计也向柔韧性好、损伤性低方面发展，这将使从左心室途径送封堵器成为可能，导管技术将变得更加简单。另外，随着超声心动图三维重建技术的发展，将会有更精确的引导和定位技术来保证技术的成功率，使得TCVSD术的应用前景更加广阔。值得一提的是VSD介入治疗的适应证也在进一步拓宽，与外科协同治疗某些复杂先心病将成为一大趋势。

近年来，我国国内不少医院都准备开展或已经尝试开展了TCVSD术。但我们应当注意到，目前这项技术还不够成熟，VSD封堵术在临床运用中产生的并发症远多于PDA、ASD封堵术，具体的临床应用还需积累足够多的实际操作经验，而且最好是在熟练掌握了PDA、ASD封堵技术的基础上逐步开展。

第二节 心律失常

心律失常的介入治疗包括起搏治疗和经导管消融治疗两大类。起搏治疗几乎覆盖了所有缓慢的心律失常，少数的快速心律失常也可以采取相应的起搏治疗。几乎所有的快速的心律失常（心动过速）患者都可以经导管射频消融治疗获得很好的成功率。另外，ICD的植入对某些恶性心律失常、猝死趋势起到预防作用。迷走神经刺激（vagusnerve stimulation，VNS）和起搏刺激调节心肌收缩性技术（cardiac contractility modulating，CCM）即不应期起搏等心律植入装置技术悄然问世并成为治疗心力衰竭的新方法。

一、人工心脏起搏治疗

人工心脏起搏通过不同的起搏方式纠正心率和心律的异常，提高患者的生存质量，减少病死率。主要用于治疗缓慢心律失常，也用于治疗快速心律失常和诊断。

（一）人工心脏起搏的发展历程

自 1958 年埋藏固定频率起搏器首次安装用于治疗完全性房室传导阻滞（AVB）患者，起搏技术历经了 50 余年的发展，已成为心律失常治疗的主要措施，并成功挽救了无数患者的生命，成为 20 世纪心血管领域令人振奋的成就。

该技术正在不断地发展，已从最初仅能发放频率较高的脉冲刺激心室的固律型 VOO 起搏器，发展到增加感知功能的按需性 VVI 起搏器，但右心室心尖部起搏导致心室不同步，房室同步性丧失等非生理性起搏导致了低心排量综合征（起搏综合征）的发生；生理性双腔（DDD）起搏器的诞生保持了房室同步，后发展至目前广泛应用的变时性起搏，即频率应答起搏器（如 DDDR、VVIR）。由于存在不良性右心室心尖部起搏，引起心肌细胞组织学异常和慢性心功能减退，即“起搏诱导性心肌病”，右心室流出道间隔部起搏正在取代右心室心尖部起搏，成为生理性起搏另一项技术。

心脏再同步化治疗（cardiac resynchronization therapy，CRT）的应用，也是生理性起搏的另一大进展。心脏再同步治疗是在传统右心房、右心室双腔起搏的基础上增加左心室起搏，以恢复房室、室间和室内运动的同步性。CRT 主要用于慢性心力衰竭的治疗，它不但能改善心力衰竭患者的症状、减少住院率，同时也能明显降低心力衰竭患者的病死率。目前 CRT 及和 ICD 技术结合的 CRT-D 已成为有效治疗伴宽 QRS 心力衰竭和预防猝死的有效手段。

（二）新技术的发展

随着相关生物工程学、材料科学、微电子以及计算机技术的不断进步，起搏技术正在不断发展。经系统改进，第一种能够在强磁场环境下（MRI 扫描）正常工作的起搏器装置——Medtronic 公司开发的 SureScan TM 抗核磁起搏系统开始应用于临床。无导线超声心脏起搏技术打破了自起搏器问世 50 年来必需“植入式电极导线”这一传统理念，为无电极起搏技术的发展带来了新希望。基于生物细胞技术及基因工程的生物起搏治疗，目前处于验证概念阶段。多功能干细胞定向诱导分化技术的进步及针对超极化激动环核苷酸-门控-编码起搏器基因家族研究的不断深入，使生物人工窦房结或房室结的构建成为可能。

（三）适应证的变迁

植入式心脏起搏器作为临床上第一种真正意义上的能够有效调节患者心律和（或）心率而提升心肌收缩力的治疗，极大地改善了窦房结功能障碍以及严重房室传导阻滞患者的临床预后。近年来随着技术的不断进步，其临床适应证也从传统的“症状性”心动过缓扩展至肥厚梗阻性心肌病、慢性心力衰竭以及长QT综合征等所谓“非传统适应证”领域，相关治疗的有效性也得到了越来越多的临床试验结果的证实。

2010年中华医学会心电生理和起搏分会（CSPE）起搏学组，参照2008年6月ACC/AHA/HRS最新公布的“心脏节律异常器械治疗指南”，结合我国植入性心脏起搏器工作现状，对2003年植入性起搏器治疗建议进行了更新，明确了窦房结功能障碍、成人获得性完全性房室传导阻滞、慢性双分支和三分支传导阻滞、颈动脉窦过敏综合征及神经介导性晕厥及肥厚性梗阻型心肌病的植入型起搏器植入指征。指南中对心力衰竭患者植入CRT/CRT-D的临床指征做了明确的建议，并指出心脏再同步治疗（CRT）的作用仍然建立在最佳药物治疗的基础上，不能因为指南的更新，过分强调CRT/CRTD治疗，而忽视常规的药物治疗。

（四）人工心脏起搏的并发症

心脏永久起搏治疗由脉冲发生器（起搏器）、电极导线和植入手术3个方面组成。因此，植入手术的并发症既可存在于植入手术操作的过程中，也可存在于起搏器系统本身。与起搏器系统相关常见的并发症有电池耗尽、起搏器奔放、感知障碍、起搏器介导的心动过速（pacemaker mediated tachycardia，PMT）、起搏器综合征等。而与植入相关并发症主要有感染、气胸、血肿、心肌穿孔、电极脱位、囊袋疼痛等，其中术后感染是最常见的严重并发症。严格起搏器的适应证、严格手术操作的无菌技术、重视术后的随访是减低并发症的重要手段，而早期发现，积极处理，是减低并发症损失的关键。

60余年来，科学技术的迅猛发展带动了永久起搏器技术的不断改进，心脏起搏器已经从单一抗心脏停搏和（或）心动过缓工作模式，逐步发展成为结合监测、识别、预防以及治疗缓慢性和多种快速性心律失常，并储存、传输相关信息，具有高度自动化功能的植入性器械。随着起搏器技术的不断进步和循证医学证据的大量涌现，关于起搏器植入适应证也在不断地扩大，应用的前景更加广阔。未来相关技术的不断发展，还将继续推进心脏起搏技术进一步生理化、智能化、操作简单化、功能多样化和工作个体化。我们期待更简易、有效的起搏方式，以减少手术的创伤风险及长期并发症，期待工艺更精细、功能更齐全，与人体心脏起搏系统更能兼容的生物型起搏系统的创新及应用。

二、心律失常的射频消融

经导管射频消融术(RFCA)自 1989 年正式应用于人体，首先用于治疗阵发性室上性心动过速，成功率达 95%以上，此后又被用于治疗同是折返机制的心房扑动、阵发性房性心动过速、部分室性心动过速(尤其是特发性室性心动过速)、阵发性心房颤动等，已使众多患者受益。

经导管射频消融术的发展与成熟，是介入性心脏病学的里程碑之一，它使心律失常的治疗进入了一个可以"根治"的全新时代。尤其是近年来随着三维标测技术的应用，使射频消融在慢性心房颤动中也取得了一定疗效，更是展示了这一技术的无穷魅力。新型的三维电解剖标测系统(CARTO)和三维非接触标测系统(Ensite 3000)的出现，为复杂快速心律失常行消融术提供了有力帮助。而冷冻球囊消融的问世，为阵发房颤的射频消融提供了新的方法。

随着更好标测技术的使用和新型导管的问世，射频消融术将使恶性室性心律失常治疗更安全有效。目前，射频消融术在 AVRT、AVNRT 特发性心房扑动、特发性心房颤动以及特发性室性心动过速的治疗方面，技术已经成熟，治疗效果也基本肯定。随着方法学的不断改进，消融术在室性心律失常中的适应证逐渐扩展，包括室性期前收缩、非持续性室性心动过速、持续性室性心动过速、部分心室扑动和心室颤动等。

随着经导管射频消融术手术数量的增长，手术并发症正逐渐被关注，主要并发症包括急性心脏压塞、三度房室传导阻滞、肺栓塞、迷走反射及与血管穿刺有关的并发症如血气胸和血管损伤及严重的变态反应等。术中仔细的电生理检查、良好的消融靶点、合适的放电功率是射频消融手术成功的关键。因此，具有扎实的心内电生理知识、熟悉心脏解剖 X 线定位、娴熟的导管操作技术是顺利开展射频消融术的必要条件，也是减少并发症的主要措施。

随着临床、基础研究的发展，人们对心律失常病理生理机制的深入理解，经导管射频消融术的技术日臻完善，在心律失常治疗方面的应用会越来越广泛。

三、植入型心律转复除颤器

心律失常性猝死是心肌电活动异常最终发展至持续性室性心动过速/心室颤动的结果。对曾经发生过心搏骤停而幸存的以及有心脏性猝死(sudden cardiac death,SCD)高危险的患者,治疗或预防性治疗的选择包括抗心律失常药物治疗、对心律失常的起源处做外科手术切除或导管消融以及采用植入型心律转复除颤器(implantable cardioverter defibrillator,ICD)。尽管射频消融的发展令人瞩目,但对冠心病心肌梗死后和心肌病等结构性心脏病患者的室性快速心律失常治疗效果不佳;多形性室性心动过速包括尖端扭转性室性心动过速亦非射频消融适应证。20 世纪 90 年代中期,由于 ICD 技术的发展,以及植入方法的简化,ICD 在 SCD 的临床应用迅速发展。

随着多项循证证据的获得,ICD 植入的适应证也在拓宽。2002 年,ACC/AHA/HRS更新了抗心律失常装置植入心脏起搏器指南,增加了 ICD 对于慢性心力衰竭患者心脏性猝死一级预防的适应证。2012 年 ESC 公布了最新的急性和慢性心力衰竭的诊断与治疗指南,对于所有符合 CRT-P 适应证的患者都优先选择植入带有除颤功能的心室再同步心律转复除颤器(CRT-D),以进一步降低死亡率。

(一)ICD 种类及适应证

ICD 系统均包括脉冲发生器及除颤电极导线,脉冲发生器埋在皮下,而除颤电极导线均经静脉插入,最终置于心腔内,由于路径经过静脉,故称为静脉 ICD(transvenous ICD,T-ICD)。静脉 ICD 有以下一些基本功能:室性心动过速和心室颤动的识别,抗心动过缓起搏,抗心动过速起搏(antitachycardia pacing,ATP)等。

静脉 ICD 的电极导线长期应用中,常可出现电极移位,导线故障,心包积血,血气胸,感染及静脉闭塞等潜在风险。为克服这些弊病,全皮下 ICD(entirely subcutaneous ICD,S-ICD)技术应运而生。皮下 ICD 是指除颤电极导线埋在左胸下及胸骨左缘的皮下而不进入心腔。此项技术于 2012 年获美国 FDA 批准,目前,全球 S-ICD 植入总数已超过 2 000 台。皮下 ICD 更适合年轻患者及静脉 ICD 已发生感染者,其优势为减少电极导线可能发生的并发症及无创植入技术,局限是无起搏功能不能进行 ATP 治疗。因此,S-ICD 不适合有起搏适应证及 CRT 适应证的患者,也不适合已明确室性心动过速反复发作并可由 ATP 终止的患者。

(二)ICD 应用面临的问题

ICD 固然能够有效防止心脏猝死,但并不能防止有症状的室性心律失常及室上性心动过速的发作,故仍需同时联用抗心律失常药物减少心律失常的发作以及放电,必要时需行射频消融治疗。ICD的不适当放电导致患者疼痛和恐惧,降低患者生活质量。安置ICD有感染、设备工作不良、导线断裂、心脏穿孔和血肿等并发症。植入ICD的患者进行定期随访和ICD程控,对及时发现各种并发症,不断优化参数保证ICD的正常工作极为重要。由于右心室起搏可能增加心力衰竭的风险,如何选用理想的起搏方式亟待解决。

ICD正在从治疗单一室性心动过速向各种心律失常及心功能衰竭等多种治疗发展,进一步减小脉冲发生器体积、简化植入手术、减少电击能量、提高除颤效果、延长电池寿命及降低ICD系统的费用将使ICD更好地应用于临床。

第三节　心功能不全患者冠状动脉病变

心功能不全是患者住院和死亡的主要原因之一。随着心血管疾病患者病死率下降和人群老龄化,心功能不全的发病率还在持续上升。药物治疗能有效改善一部分患者的临床症状和预后,但其病死率仍然很高。冠状动脉疾病是心功能不全的主要原因之一,持续的冠状动脉缺血还会进一步加重心功能不全。研究显示,存在大面积心肌缺血的心力衰竭患者,单纯药物治疗的5年病死率高达60%。当心功能不全患者存在导致心肌缺血的冠状动脉病变,如冠状动脉病变适合血运重建(PCI或CABG)治疗,在积极药物治疗的同时,进行血运重建有可能改善这些患者的症状和心室功能,降低病死率。尽管心功能不全患者进行血运重建时,发生围术期不良事件的风险较心功能正常的患者高,但其血运重建的绝对收益也较大。

一、概述

(一)心功能不全对血运重建结果的影响

有研究发现,缺血性心肌病患者心功能不全程度对冠状动脉血运重建结果有一定影响。与左心室射血分数(LVEF)>40%的患者相比,LVEF≤40%的患者血运重建后LVEF的改善更显著。对于无保护的左主干病变患者置入药物洗脱支架,左心室射血分数降低的患者院内和长期随访期间的病死率明显增加。但心功能不全患者并未增加非致命性不良事件和支架血栓的风险。有学者的一项荟萃分析也证实,左心室功能不全的严重程度与血运重建的收益有直接关系,

LVEF越低，病死率降低的绝对值越高。在一项回顾性队列研究中，1998－1999年所有在纽约州行择期PCI的患者，依照术前LVEF进行分组评估LVEF和住院死亡风险的关系。结果发现，与LVEF≥55％的患者相比，LVEF分别为36％～45％（OR 1.56，95％CI 1.06～2.30），26％～35％（OR 2.17，95％CI 1.4～3.31），≤25％（OR 3.85，95％CI 2.46～6.01）的住院期间的死亡风险明显增高。

埃默里大学的一项研究调查了不同程度的心功能不全对血运重建治疗安全性的影响。该研究入选1981－1995年期间在埃默里大学医院进行血运重建治疗的11 830名患者。按照基线LVEF的不同将患者分为4组（第1～4组LVEF分别为＜25％、25％～34％、35％～49％和≥50％）。随访结果发现，尽管低LVEF患者进行血运重建治疗的病死率是LVEF正常患者的2倍，但病死率和并发症发生率的绝对值并不高。围术期Q波心肌梗死的发生率也很低，可能是由于IABP的广泛应用减少了围术期心肌缺血。低LVEF患者5年和7年生存率都比较低；LVEF＜25％的患者10年生存率仅有23％。

Keelan等根据LVEF将1 158例接受PCI的患者分为3组（第1组LVEF ≤40％，n＝166；第2组LVEF 41％～49％，n＝126；第3组LVEF＞50％，n＝866），分析PCI对院内和1年结果的影响。结果发现，LVEF≤40％组的院内病死率及死亡/心肌梗死的复合终点发生率最高，低LVEF与高院内病死率独立相关。3组的死亡、死亡/心肌梗死和死亡/心梗/CABG的复合终点有显著的统计学差异，LVEF≤40％组预后最差。

（二）血运重建对心功能不全患者的价值

已有许多研究证实，血运重建对左心室功能不全患者的预后有重要影响，可显著改善心功能不全患者的左心室整体和局部功能，显著提高患者的LVEF和NYHA心功能级别，改善心绞痛症状，改善患者近期和晚期预后。Sciagrà等从SEMINATOR研究中入选77例接受血运重建治疗（球囊成形术或CABG）的慢性缺血性心力衰竭患者，结果发现，术前是否存在心室运动不同步、心肌存活性以及血运重建完全程度是血运重建术后心功能恢复的主要决定因素。有学者对26例缺血性心肌病患者研究发现，血运重建治疗不仅改善了患者的左心室收缩功能，而且对于大多数患者的舒张功能也有明显改善。26例患者中，只有3例患者术后仍有左心室舒张期充盈受限（P＝0.016）。其舒张功能改善除与存活心肌数量有关外，血运重建治疗还可逆转左心室重构。

（三）心肌存活性对心功能不全患者预后的影响

许多研究一致认为，心肌存活性与缺血性心功能不全患者血运重建的预后有显著关系。一项荟萃分析证实,缺血性心肌病心功能不全患者的心肌存活性与血运重建后生存率的改善有显著关系。无创成像技术证实有存活心肌的患者,血运重建治疗后生存率的改善明显好于只进行药物治疗;没有存活心肌时,血运重建对生存率的改善不优于药物治疗。晚近的一项研究探讨了存活心肌面积的大小对缺血性心力衰竭患者血运重建术后心功能改善的影响。结果发现,术前核素心肌灌注显像检查中,如果左心室有>4 个存活的心肌节段(相当于24%的左心室面积),CABG 术后患者的左心室功能、心力衰竭症状和生活质量就会有显著提高。

(四)血运重建改善心功能的机制

心功能不全的药物治疗主要针对心功能不全的代偿机制,而血运重建治疗主要针对的是导致冠心病心功能不全的关键原因——心肌缺血。在发达国家,冠状动脉疾病是大约 2/3 心力衰竭患者的主要病因。冠状动脉疾病时发生的血管内皮功能不全、心肌缺血和梗死还可加重心力衰竭的进展。

存活但是功能障碍的心肌是处于冬眠或顿抑状态。心肌顿抑是心肌急性缺血后出现的心肌功能障碍,缺血改善后,大部分心肌节段的功能可早期恢复(血运重建后 3 个月)。冬眠心肌是长期心肌缺血造成的心肌收缩功能的持续低下,灌注改善后,大部分心肌节段的功能晚期恢复(血运重建后 14 个月)。这两种过程常常共存,不易区分。大约 60%的缺血性左心室功能不全,是由于存活的心肌出现了功能障碍,因此许多患者的预后是有可能改善的。有学者认为重构的心肌处于冬眠状态,早期血运重建可逆转心肌重构。

心肌冬眠的早期阶段,患者只有室壁运动异常,没有心室重构或重构的心肌很少,可以逆转到正常。因此这个阶段是血运重建的最佳时期。随着左心室重构的进展,血运重建能够带来的益处逐渐减少。如果患者只有单支血管病变,即使已出现左心室重构,也应进行血运重建。心肌梗死后的非存活心肌,会逐渐被瘢痕组织替代,造成左心室形状和大小的改变,使心室收缩功能进一步恶化,血运重建可以逆转这个过程。

二、心功能不全患者介入治疗的临床评价

(一)与药物治疗的比较

一般来说,受危害的心肌越多,血运重建(PCI 或 CABG)较单纯药物治疗的风险就越大,绝对得益也越大。与药物治疗相比,伴有左心室功能不全和 1~2 支血管病变的患者,PTCA 或 CABG 后其总的生存率较高,但无事件生存率则

无差异。

有研究入选 4 228 例心功能不全的冠心病患者，其中 2 538 例患者进行了血运重建治疗，1 690 例患者只采用药物治疗。血运重建患者 1 年的病死率为 11.8%，而未进行血运重建患者的 1 年病死率为 21.6%(HR 0.52，95%CI 0.47～0.58)。风险校正的存活曲线早期分离，血运重建的生存率显著高于单纯药物治疗，在随访的 7 年里生存曲线的分离程度逐渐增大。

(二)与 CABG 的比较

外科血运重建治疗低 LVEF 患者仍是一个难点，一般情况下应在能够提供机械支持的中心开展。在很有经验的中心，外科血运重建治疗心功能不全患者的病死率是 5%～8%。

有研究还对比了 PCI 和 CABG 对心功能不全患者生存率的影响。风险校正前后 7 年生存曲线，比较了 PCI、CABG 和未进行血运重建治疗患者的生存率。从未校正的生存曲线看，PCI 和 CABG 对生存的影响无显著差异。从风险校正的生存曲线看，CABG 在降低病死率方面优于 PCI，PCI 优于药物治疗。不同血运重建策略下患者生存率的差别远低于血运重建和药物治疗的差别。

有学者的回顾性研究中，在严重左心室功能不全(15%≤LVEF≤30%)的患者中比较了 CABG 和 PCI 两种策略。尽管 CABG 的完全血运重建率较高、心脏事件和靶血管重建率较低，但 CABG 在改善生存率方面并不优于 PCI。提示尽管 PCI 不能达到完全血运重建，但对挽救心室功能，改善心力衰竭患者预后方面，仍有很大的作用。

REHEAT 研究入选了 141 例 LVEF＜40%且冠状动脉造影确诊为冠状动脉疾病的患者，对比了 PCI 和 CABG 两种策略。结果发现，CABG 组的 30 天主要不良事件发生率较高(40.7%比 9%，$P=0.000\ 3$)；PCI 组的住院时间较短[(6.8±3.6)天比(9.2±2.1)天，$P=0.000\ 01$]。PCI 与 CABG 改善 LVEF 的程度相当[(6.0%±7.2%)比(4.4%±9.0%)，$P=0.12$]。

AWESOME 试验入选 454 例患者，随机对比了 PCI 和 CABG 两种策略。结果发现，两组3 年生存率相当(69%比 72%)，两组无不稳定型心绞痛或再次血运重建生存率也无差异(PCI 组为 37%，CABG 组为 41%)。AWESOME 登记也得到了相同的结果，但同时发现，PCI 的成本效益更好。REHEAT 登记研究也得到类似的结果。

对于有 CABG 史的患者，再次 CABG 的病死率比首次 CABG 高。AWESOME 是第一个在既往进行过 CABG 的患者中，比较 CABG 和 PCI 疗效的随机试验。在

1995—2000年的5年期间，入选了16家医院的2 431例药物难治性心肌缺血的患者，患者至少存在一个高危因素(包括严重左心功能不全)，同意随机分组的患者随机接受PCI或CABG治疗，不同意随机分组的患者根据医师的建议或患者自己的选择接受相应的治疗。结果发现，随机治疗分组接受CABG和PCI的患者3年生存率分别是73%和76%。在医师指导下选择治疗方式的患者，36个月生存率分别是71%和77%。该研究显示，对于多数CABG后的患者，再次血运重建时PCI是较好的选择。

然而，也有个别临床试验表明，在射血分数<40%伴2支或3支病变或累及左前降支近端的患者，CABG优于支架置入术。纽约州的一项调查入选9 952例LVEF<40%的患者，分别接受PCI或CABG，其结果与AWESOME研究几乎相同。在LVEF较低的患者，与CABG相比，多支血管PCI的相对死亡风险增高了30%～40%。

(三)药物洗脱支架对心功能不全患者预后的影响

对于缺血性心脏病左心室功能严重受损的患者，与裸金属支架(BMS)相比，药物洗脱支架(DES)可能降低病死率和主要不良心脏事件发生率；有研究提示，对于缺血性心脏病严重左心室功能不全的患者，置入DES后的长期病死率和主要不良心脏事件发生率与CABG相近；Gioia等在191例有严重左心室功能不全(LVEF≤35%)的缺血性心脏病患者中，对比了DES和BMS的效果。其中128例患者置入DES(西罗莫司或紫杉醇)，63例患者置入BMS。平均随访期为(420±271)天，两组在年龄、心力衰竭病史、病变血管数目等方面无差异。DES组和BMS组主要不良心脏事件发生率分别为10%和41%($P=0.003$)；两组的心功能都有所改善(NYHA分级DES组从2.5±0.8到1.7±0.8；BMS组从2±0.8到1.4±0.7)。与BMS相比，置入DES可以降低严重左心功能不全患者的主要不良心脏事件发生率。

(四)血运重建策略和指南建议

2005年ACC/AHA心力衰竭指南建议，有心绞痛或有冠状动脉缺血表现的心力衰竭患者应该进行冠状动脉造影，除非患者不做任何形式的冠状动脉血运重建治疗(Ⅰ类，证据级别B)；既往未评价过冠状动脉病变的解剖结构且没有血运重建禁忌证、有胸痛的心力衰竭患者建议进行冠状动脉造影(Ⅱa类，证据级别C)；对于有冠状动脉疾病但无心绞痛的心力衰竭患者，建议进行无创成像评价心肌缺血和存活性，除非患者不做任何形式的血运重建治疗(Ⅱa，证据级别

B);应用无创手段评价心力衰竭或低 LVEF 患者的病因是否是冠状动脉疾病(Ⅱb 类,证据级别 C)。对心力衰竭患者进行冠状动脉造影,不仅有助于决定是否行 PCI,更能指导药物治疗,如阿司匹林,他汀类药物和 ACEI 类药物的应用。

2007 年 ACC/AHA/SACI 的 PCI 指南中建议,经药物治疗的双支或 3 支病变的 UA/NSTEMI 的患者,有左心室功能不全,病变适合导管治疗的,应行 PCI 治疗(Ⅱb 类,证据级别 B);对于溶栓失败的心肌梗死患者,若有严重的充血性心力衰竭和(或)肺水肿(Killip 3 级),应行 PCI 治疗(Ⅰ类,证据级别 B);溶栓成功和未进行早期再灌注的心梗患者,如 LVEF≤40%或发生心力衰竭,常规行 PCI 是Ⅱb 类适应证。2009 年,ACC/AHA 的心力衰竭诊断和治疗指南更新指出,对于同时合并心力衰竭和心绞痛的患者,强烈推荐使用冠脉血运重建治疗,可减轻心肌缺血的症状(Ⅰ类指征,证据级别 A)。CABG 可减轻症状,降低多支病变、LVEF 降低和稳定型心绞痛患者的死亡风险。2004 年,美国冠脉旁路移植术指南推荐存在严重左主干病变及有大面积非梗死心肌、非侵入性检查示灌注不足、收缩减低的患者接受血运重建治疗。

实际工作中,当怀疑患者心力衰竭原因为冠心病时,都应该进行冠状动脉造影,因为这是明确心力衰竭病因的最可靠方式。具有缺血性心力衰竭和心绞痛的患者都应尽可能进行血运重建。尽管循证证据不足,对缺血性心力衰竭但没有心绞痛的患者也应行血运重建。因为在临床实际工作中需要临床医师根据具体患者的具体情况,权衡利弊,如果心肌缺血是患者心力衰竭的主要原因,血运重建就可能是有决定性意义的治疗手段。

血运重建策略的选择:心力衰竭患者血运重建的最终目的是最大限度地保护心肌功能。选择具体策略要根据患者的临床和病变情况。许多试验都证实,PCI 是安全有效的,但是与 CABG 相比,再次血运重建率较高,这可能是由于再狭窄和未处理病变的进展所致。此外,存在下列情况时倾向于 CABG:①一条开放可用的左侧乳内动脉;②左主干或左前降支近端有严重狭窄;③左前降支适合用左侧乳内动脉进行血运重建。如果以上 3 个条件中有 1 项不符合,就倾向于选择 PCI。另外,如果左前降支不适合进行 PCI,但其供应的心肌区域有存活心肌,应选择 CABG。

三、心功能不全患者 PCI 有关技术问题

(一)存活心肌的判断

心肌存活性可采用 SPECT、PET、多巴酚丁胺负荷超声心动图、MRI 等检查

进行评估。SPECT 主要是通过检测细胞功能(细胞膜和线粒体的完整性)来判断心肌存活性;PET 主要是通过检测代谢功能(葡萄糖的利用)来判断心肌存活性。与 PET 相比,SPECT 可能会低估心肌的存活性。PET 评价心肌存活性需要结合心肌灌注和心肌糖代谢检查。PET 成像不匹配(灌注减低,代谢正常)是存活心肌最特异性的表现。PET 图像质量高,诊断准确性高,但价格昂贵,操作复杂,且示踪剂的摄取需要依赖于患者的代谢状态。超声心动图是最常用的评价心肌存活性的方法。多巴酚丁胺负荷时,如收缩减低的心肌节段功能改善,则提示心肌存活和缺血,预示功能可以恢复。虽然超声心动图应用广泛,技术相对简单,但是诊断准确性不高。MRI 评价心肌存活性的两个主要方法是,应用对比剂评价微循环(延迟增强显像)和应用多巴酚丁胺评价收缩储备。MRI 的主要优点是可同时提供功能、结构和灌注的信息,分辨率很高;缺点是采集图像时需屏气,心率不规则时成像质量差,带有金属装置的患者不能进行检查等。

(二)完全和不完全血运重建

有研究认为,完全血运重建患者术后 LVEF 明显升高,不完全血运重建能影响患者的长期预后。但是,在部分高危患者(如心功能不全的患者)中,不完全血运重建也有可能是较为理想的治疗策略。不完全血运重建的好处在于操作风险低,但是有可能需要再次进行血运重建。通过 PCI 达到完全解剖重建(处理所有直径狭窄≥50%、长度>1.5 mm 的冠状动脉病变节段),往往需要较高的成本,较大剂量的造影剂和 X 线辐射。有学者建议,左心室功能不全患者血运重建策略时不一定要达到完全解剖重建;术前应进行准确的功能评价以确定所有存活的心肌节段,术中争取达到完全的功能重建(治疗所有直径狭窄≥50%、支配存活心肌的冠状动脉节段)。

(三)造影剂问题

充血性心力衰竭是 PCI 术后发生造影剂肾病的危险因素之一。造影剂肾病可显著增加 PCI 术后患者的病死率。识别高危患者和恰当的围术期处理可减少造影剂肾病的发生。

(四)循环支持

严重的左心功能不全、心源性休克的患者,PCI 时出现循环崩溃的风险往往较高。是否应用循环支持,应首先权衡其潜在的得益和可能出现并发症的风险。循环支持治疗往往需要用较大的鞘管,因此血管并发症的发生率高于常规 PCI。尽管应用 IABP 出现血管并发症的风险较大,但是主动脉内气囊反搏(IABP)能为 PCI 中的心功能不全患者,提供有效和安全的机械支持,甚至改善预后。心肺支持(CPS)也可用于支持左心功能不全患者的 PCI。CPS 需要应用较大的导管(15～18 F),因此血管并发症发生率较高。需要长时间支持的患者可能会出现全身性炎症状态,包括溶血性贫血、弥散性血管内凝血等。尽管如此,有非随机研究已经证实有选择地应用 CPS 是可行的。有学者评价了 92 例冠状动脉支架血运重建患者中 CPS 的价值,证实经皮 CPS 对高危(包括左心功能不全)患者的 PCI 起到保护作用,在生存者的长期随访中发现多数患者可以持久获益。

对左心室功能不全患者进行血运重建治疗的目的是改善症状和心室功能,并预防缺血或心律失常事件的发生。血运重建策略的选择是复杂的,必须要结合患者的解剖情况、临床情况和本人意愿,并认真评估操作的风险和收益后决定。目前,有关左心室功能不全患者的血运重建策略的建议并不是建立在循证医学基础上的。正在进行中的几个随机临床试验将进一步评价血运重建和心肌存活性检查在这部分患者中的价值。

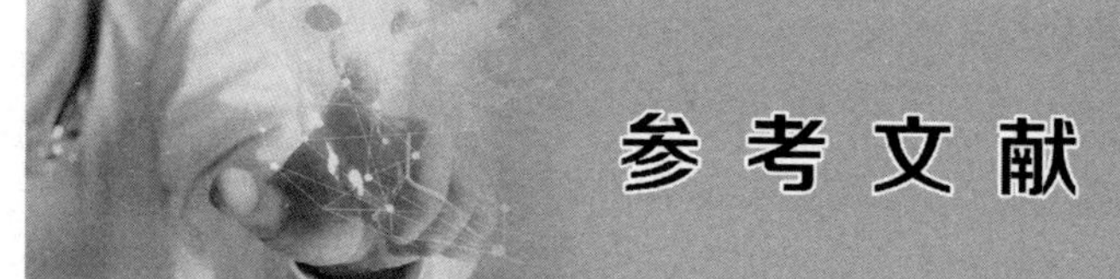

参考文献

[1] 董鹏,宋方.实用心血管疾病诊疗学[M].长春:吉林科学技术出版社,2019.

[2] 曹勇.心血管疾病介入治疗[M].北京:科学技术文献出版社,2019.

[3] 于海波.新编心血管疾病及介入治疗[M].长春:吉林科学技术出版社,2019.

[4] 于沁,褚晨宇,黄玲.现代心血管病学[M].天津:天津科学技术出版社,2019.

[5] 郑曼.常见心血管病区域医疗策略[M].北京:科学技术文献出版社,2020.

[6] 隋红.实用心血管疾病诊疗[M].北京:科学技术文献出版社,2019.

[7] 李阳.心血管内科诊疗精要[M].南昌:江西科学技术出版社,2020.

[8] 毕新同.临床心血管常见疾病[M].天津:天津科学技术出版社,2020.

[9] 刘霞.快速读懂心电图[M].上海:上海科学技术出版社,2019.

[10] 李凡民,牛文堂.现代临床心电图学[M].长春:吉林科学技术出版社,2019.

[11] 姜炜炜.临床心电图解析与诊断[M].北京:科学技术文献出版社,2019.

[12] 潘大明.心电图学教程[M].杭州:浙江大学出版社,2019.

[13] 翟向红.临床心电图诊断与应用[M].长春:吉林科学技术出版社,2019.

[14] 罗群.心血管疾病临床诊治[M].上海:上海交通大学出版社,2019.

[15] 陈鹏.心血管疾病基本知识与技术[M].天津:天津科学技术出版社,2020.

[16] 蔡绪虎.现代心血管疾病预防与治疗[M].北京:科学技术文献出版社,2020.

[17] 李培武,王丽平.急诊常见心电图识别与诊治原则[M].北京:科学出版社,2019.

[18] 胡伟国,魏盟.起搏心电图解读与案例分析[M].上海:上海科学技术出版社,2019.

[19] 叶林.实用心血管疾病诊疗技术[M].北京:科学技术文献出版社,2020.

[20] 宿燕岗,葛均波.起搏心电图解析[M].上海:上海科学技术出版社,2019.

[21] 何方田.起搏心电图学[M].杭州:浙江大学出版社,2019.
[22] 吕新.临床心电图鉴别诊断与应用[M].长春:吉林科学技术出版社,2019.
[23] 何建桂,柳俊.心血管疾病预防与康复[M].广州:中山大学出版社,2020.
[24] 王非多.临床心血管疾病诊疗指南[M].昆明:云南科技出版社,2019.
[25] 张丽萍.临床心血管疾病诊断与治疗[M].长春:吉林科学技术出版社,2019.
[26] 张健.心血管疾病的诊断与治疗[M].北京:北京工业大学出版社,2020.
[27] 那荣妹,司晓云.心血管疾病诊疗精要[M].贵阳:贵州科技出版社,2020.
[28] 李巧春.心血管疾病诊疗研究[M].乌鲁木齐:新疆人民卫生出版社,2020.
[29] 刘燕.新编心血管内科诊治学[M].开封:河南大学出版社,2019.
[30] 金强.心血管疾病简明诊疗学[M].长春:吉林科学技术出版社,2019.
[31] 马术魁.心血管疾病临床诊疗[M].长春:吉林科学技术出版社,2020.
[32] 赵红,周艺,丁永兴.新编心血管疾病诊疗与介入[M].长春:吉林科学技术出版社,2020.
[33] 刘春霞,郑萍,陈艳芳.心血管系统疾病[M].北京:人民卫生出版社,2020.
[34] 裴建明.心血管生理学基础与临床[M].北京:高等教育出版社,2020.
[35] 左海霞.心血管疾病理论与实践[M].上海:上海交通大学出版社,2019.
[36] 任安民,曲新凯.GATA5 与心血管疾病[J].国际心血管病杂志,2020,47(5):272-275.
[37] 徐辉.脂蛋白(a)与心血管病[J].中国老年学杂志,2020,40(17):3799-3802.
[38] 国方.常规心电图与动态心电图对心肌缺血及心律失常检出率对比分析[J].中国现代医药杂志,2019,21(11):90-92.
[39] 侯娜.动态心电图诊断冠心病患者心肌缺血与心律失常的价值[J].实用临床医药杂志,2022,26(10):11-14.
[40] 李玲.动态心电图与常规心电图诊断冠心病患者心律失常的比较[J].心电图杂志(电子版),2020,9(1):9-10.